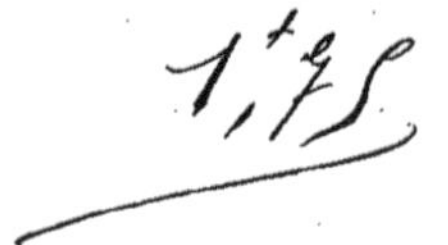

Dʳ George BIROS

Médecin Stagiaire au Val-de-Grâce.

Des Psychoses

d'origine thyroïdienne

LYON — IMP. A. REY

DES PSYCHOSES

D'ORIGINE THYROÏDIENNE

DES PSYCHOSES

D'ORIGINE THYROÏDIENNE

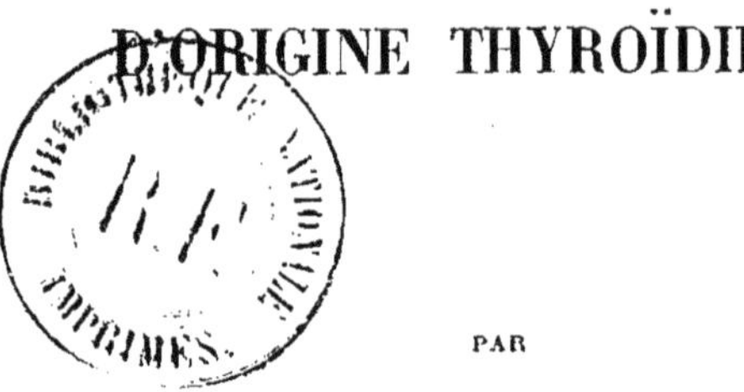

PAR

Le Dr George-Augustin BIROS

Médecin Stagiaire au Val-de-Grâce.

LYON

A. REY & Cie IMPRIMEURS-ÉDITEURS DE L'UNIVERSITÉ

4, RUE GENTIL, 4

1904

A LA MÉMOIRE DE MON PÈRE

A LA MÉMOIRE DE MA MÈRE

Hommage de douloureux respect.

A mon Oncle V. DUPIN. — A ma Tante A. DUPIN

*Je dédie ces pages en infime témoignage
de ma profonde affection. Il m'ont
aimé comme un fils. Je n'oublierai
jamais que leur dévoûment inlassable
et leur constante sollicitude m'ont aidé
à supporter des moments difficiles.*

A MA SŒUR

Témoignage d'affectueux attachement.

A MON FRÈRE

Mon meilleur ami.

A TOUS CEUX QUI ME SONT CHERS

A CEUX DE MES CAMARADES

*Qui furent plus particulièrement de
vrais amis.*

A mon Président de Thèse.

Monsieur le Professeur Antonin PONCET

Professeur de Clinique chirurgicale
Membre Correspondant de l'Académie de Médecine,
Officier de la Légion d'honneur.

Nous le remercions bien vivement de la bienveillance avec laquelle il nous a toujours accueilli, et du grand honneur qu'il nous fait aujourd'hui en acceptant la présidence de notre travail inaugural.

INTRODUCTION

Malgré l'imprécision des données actuelles de la physiologie thyroïdienne, on a pu établir cette loi de physiologie pathologique : que les sujets atteints d'une lésion de la glande thyroïde doivent *a priori* présenter des troubles psychiques à un degré quelconque et à toutes les périodes de la vie. L'observation constante de la déchéance mentale chez les thyroïdiens, a donné lieu à de nombreux travaux scientifiques qui ont mis en lumière la sympathie fonctionnelle de la glande thyroïde et du cerveau.

Cependant l'étude de la psycho-pathologie du thyroïdien s'est développée dans un sens spécial. En dehors de la cérébralité quasi-animale des thyroïdiens crétins et de l'idiotie myxœdémateuse, on a surtout étudié les perturbations mentales du goitre exophtalmique, qui ont des caractères et des tendances bien définies. Mais si le psychisme du basedowien a été étudié et suivi dans son évolution, les psychoses des affections thyroïdiennes, non accompagnées du syndrome basedowien, et non adultérées par la névrose, semblent avoir été négligées. Entre la cachexie psychique du crétin et l'hyperactivité cérébrale du basedowien, nous avons une gamme de psychoses trop souvent négligées dans les observations cliniques des thyroïdiens, et qui méritent cependant une étude d'ensemble. Ces psychoses sont les manifestations constantes du thyroïdisme, soit dans ses formes pathologiques, soit dans ses formes physiologiques qu'on a pu désigner du mot large de dysthyroïdisation.

Il est des « *déséquilibrés de la thyroïde* » qui s'éloignent du type myxœdémateux et du type basedowien et qui, s'acheminant vers l'aliénation mentale, intéressent le chirurgien plus encore que le médecin aliéniste. C'est de ce type particulier de thyroïdien que nous nous occuperons dans ce travail, qui n'est qu'une bien modeste contribution à une étude vaste et complexe, où nous avons dû nous borner.

Notre trop jeune expérience ne nous permet pas de viser à l'originalité dans un sujet aussi fouillé : nous nous efforcerons cependant de réunir dans une étude d'ensemble, de très nombreuses recherches que l'on trouve disséminées çà et là dans la littérature médicale.

Nous essaierons de démontrer que les psychoses chez les thyroïdiens, doivent être directement rattachées à la lésion thyroïdienne, en vertu de la solidarité physiologique de la glande thyroïde et du cerveau.

Le point intéressant de notre thèse consistera à prouver que cette étude n'est pas purement platonique, et qu'on peut en tirer des conclusions pratiques. Indépendamment, en effet, de l'intérêt médico-légal que peut présenter l'étude des psychoses, au point de vue de la responsabilité des thyroïdiens, elles doivent être considérées chez les goitreux, comme des indications d'intervention opératoire autant que les troubles fonctionnels graves.

M. le professeur Poncet, dans une leçon clinique du semestre d'hiver 1904, après avoir signalé les relations de cause à effet des lésions thyroïdiennes et des troubles mentaux, nous a démontré dans quelle mesure certains goitreux pouvaient bénéficier, pour leurs perturbations mentales, des ressources de la chirurgie du goitre.

A ce point de vue spécial, il nous a paru que notre œuvre, quoique bien imparfaite, pouvait apporter des données utiles et des observations nouvelles sur un sujet de psychiatrie qui méritait plus d'expérience que la nôtre.

M. Latarjet, interne des Hôpitaux, aide d'anatomie à la Faculté de Lyon, a bien voulu nous aider de sa compétence dans le sujet qui nous occupe. Qu'il veuille bien croire à notre gratitude.

Notre thèse n'est que le reflet d'un précieux enseignement de M. le professeur Poncet. Nous nous rappellerons les brillantes leçons de clinique chirurgicale du maître éminent que nous avons eu la bonne fortune d'écouter pendant nos trois années d'école. Nous sommes heureux de lui témoigner ici notre profonde reconnaissance.

Nous adopterons dans notre travail la division suivante :

Chapitre Premier. — *Psychoses d'origine thyroïdienne.*

    a) Caractères généraux de ces psychoses.

DES PSYCHOSES

D'ORIGINE THYROÏDIENNE

CHAPITRE PREMIER

LES PSYCHOSES D'ORIGINE THYROIDIENNE

Dans la plus haute antiquité on considérait comme mentalement déchus tous les goitreux, sans déduire cependant de cette observation qu'il pouvait exister, entre les troubles psychiques et la lésion thyroïdienne, un lien causal. La plupart des « cagots »des Pyrénées ou du Béarn qui, au moyen âge, étaient en dehors de toute hiérarchie sociale, n'étaient autres que des goitreux. Leur incapacité d'ester en justice tenait, comme les autres règlements humiliants auxquels ils étaient soumis, à leur infériorité intellectuelle. Mais on ne voyait dans leurs troubles mentaux et leur goitre qu'une simple association dont on ne tirait aucune déduction scientifique. Dans les rapports de la Commission du Piémont et de la Commission française (1837-1848), on voit notée la fréquence du crétinisme chez les populations goitreuses de la Tarentaise, de la Maurienne, etc. De tout temps, enfin on a remarqué combien étaient tarées, au point de vue mental, certaines populations goitreuses que l'on rencontre dans les régions montagneuses de la Suisse, du Tyrol, du Caucase, de la Sibérie, des Pyrénées et des Alpes.

Cette constatation est édifiante en France dans la Maurienne, c'est-à-dire le territoire de la vallée de l'Arc, qui a toujours été un des principaux centres de l'endémie goitreuse. Nous avons pu nous en rendre compte dans certaines vallées de l'Ariège, et notamment dans le Castillonnais, où nous avons trouvé des familles dont tous les membres étaient goitreux ou thyroïdiens à un degré quelconque.

Lorsqu'il fut constaté que l'endémie de crétinisme n'existait pas en dehors de l'endémie du goître. Fodéré, le premier, pensa que ces deux manifestations morbides constituaient à des degrés divers, deux termes d'une même affection : le goître est le degré initial d'une dégénérescence dont le crétinisme complet constitue la dernière expression. Mais, après les physiologistes qui établirent scientifiquement la sympathie fonctionnelle de la glande thyroïde et du cerveau, l'attention fut particulièrement portée sur les troubles psychiques du goître.

Comme nous l'avons dit, en dehors des nombreux travaux scientifiques que nous possédons sur l'idiotie myxœdémateuse, sur le crétinisme, dernier degré de la déchéance mentale, nous ne trouvons guère dans la littérature médicale que de bonnes descriptions du psychisme des basedowiens. Dans cette dernière étude,

si on a montré la source thyroidienne des psychoses
chez certains basedowiens, on n'a pas pu savoir ce
qui revenait au goître et ce qui revenait à la névrose.
Mais les travaux dirigés dans ce sens spécial sont
intéressants, à titre de préliminaires, dans notre
étude des psychoses, chez les thyroïdiens qui ne
présentent pas le syndrome basedowien.

Les psychoses des exophtalmiques révètent un caractère spécial.

Dès 1840, Basedow, note le changement qui se manifeste dans le caractère de ces malades, à l'apparition des
premiers symptômes de l'affection qui porte son nom,
et, après lui, tous les auteurs donnent aux troubles psychiques, la valeur d'un signe constant dans la symptomatologie du goître exophtalmique. Bull, en 1890, dans
ses leçons cliniques, mentionne la folie du goître de
Basedow, parmi les folies névropathiques. Le professeur Renaut, de Lyon, publie en février 1890, dans le
Bulletin de la Société médicale des Hôpitaux, une
observation d'une femme qui, n'étant pas hystérique,
avait présenté des idées de persécution qui s'étaient
développées parallèlement à l'évolution de la maladie
de Basedow, et l'auteur conclue à une relation de cause
à effet entre les idées de persécutions et le goître de
Basedow. Quelques mois plus tard, le professeur
Joffroy, fait sur ce sujet une longue communication à
la Société médico-psychologique qui aboutit à des conclusions différentes de celles du professeur Renaut.
Joffroy, voit dans les troubles mentaux de la maladie
de Basedow, la manifestation de plusieurs états morbides associés ; les troubles psychiques ressortissant

d'après lui autant au goitre lui-même qu'à l'hystérie, ou à une prédisposition mentale antérieure. Jacquin, dans une thèse soutenue devant la Faculté de Montpellier, en 1891, conclue que le goître exophtalmique peut créer une aliénation mentale de toutes pièces. En 1892, Boeteau (thèse inaugurale), sépare en deux groupes les modifications psychiques qu'il observe chez les exophtalmiques : celles qui sont imputables à la neurasthénie et celles qui se produisent sous l'influence de maladies mentales surajoutées. Il fait jouer le rôle prépondérant dans la production des délires des basedowiens à l'hérédité « hérédité similaire ou de transformation qui fait entrer les exophtalmiques de plein pied dans l'aliénation mentale ».

En décembre 1892, dans la *Revue de médecine*, paraît un important mémoire de MM. Raymond et Sérieux dans lequel ils rattachent à la névrose hystérique, à la neurasthénie, et la dégénérescence mentale, la plupart des troubles psychiques observés chez les exophtalmiques.

M. le professeur-agrégé, Pic, de Lyon, dans son *Cours de pathologie mentale* (1904) tout en reconnaissant dans le psychisme du Basedowien le rôle de la dégénérescence mentale, fait une part à l'intoxication thyroïdienne.

Par ce court exposé des différentes opinions émises sur les troubles psychiques du goître exophtalmique, on voit qu'il y a divergence absolue, sur la question de savoir si les psychoses du Basedowien, ont une origine exclusivement thyroïdienne ou pas. Les uns attribuent tout à la névrose, les autres considèrent

que le seul facteur pathogénique est l'intoxication thyroïdienne ; d'autres auteurs enfin font la part des
deux. — D'où trois opinions principales :

1° Il y a une folie du goître exophtalmique ;

2° Il n'y a pas de folie spéciale au goître exophtalmique ;

3° Il existe des troubles psychiques, mais ils relèvent
de la folie des héréditaires dégénérés.

De ce qui précède, il résulte que si on connaît bien
les psychoses du goître exophtalmique et que si leur
constance est indubitable, l'accord est impossible sur
la question de savoir si elles *sont d'origine thyroïdienne*.

Mais dans les lésions thyroïdiennes, qui ne présentent pas le syndrome basedowien, l'origine thyroïdienne des psychoses doit faire *a priori* moins de
doutes.

Le goître exophtalmique a été classé dans la noso-
logie, dans le cadre des névroses. Les psychoses d'origine exclusivement thyroïdienne, se présentent sous
une forme, qui ne peut être adultérée par la dégénérescence héréditaire ou les pertubations mentales des
grandes névroses, à condition bien entendu que l'examen des thyroïdiens *non* basedowiens, ne révèle
aucune trace de psychopathies antérieures, d'hystérie,
d'épilepsie, etc., etc. On voit dès lors que leur étude
mérite d'être séparée de celles des troubles mentaux
du Basedowisme qui, nous l'avons vu, ont été dévelop-
pés dans des travaux devenus classiques. Nous analy-
serons donc les troubles psychiques des thyroïdiens,
d'après les observations que nous avons pu recueillir.

Caractères généraux des psychoses d'origine thyroïdienne. — *Qu'il s'agisse d'un processus hypertrophique, d'un processus atrophique, ou d'une forme physiologique du thyroïdisme, on peut affirmer que tous les thyroïdiens ont une cérébralité troublée ;* mais leurs pertubations mentales constantes, revêtent des formes extrêmement variées. Les modifications de caractère, les bizarreries d'humeur, et l'instabilité mentale, se rencontrent chez tous ces malades, avec une asthénie intellectuelle qui se manifeste soit par la diminution de la mémoire, soit par une fatigue rapide de l'intelligence, allant jusqu'à l'impossibilité d'associer et de cordonner les idées. A un degré plus avancé nous trouvons des idées délirantes, des hallucinations, l'état vesanique. — Mais si les premiers troubles sont constants, ces derniers, quoique fréquents, ne se rencontrent pas chez tous les malades.

Ce que nous trouvons presque toujours, c'est la dépression morale, l'impossibilité d'une opération de l'intelligence exigeant l'effort, ou la tension intellectuelle, la mentalité des thyroïdiens n'a en quelque sorte pas de tonus. L'asthénie est le caractère prédominant de leur cérébralité. Les malades sont surtout des instables psychiques et des déprimés.

Outre ces caractères généraux, les psychoses ont des particularités qui permettent de les différencier des psychoses produites par toute autre pertubation organique que la lésion thyroïdienne. Nous insisterons d'ailleurs sur ce point dans notre chapitre de diagnostic. Bien entendu, ces psychoses pour une lésion thyroïdienne identique chez plusieurs individus présenteront des variations infinies ; car dans le psychisme et sa pathologie interviennent quantité de facteurs individuels : la culture intellectuelle, l'éducation, la valeur sociale, etc., etc.

Nous ajoutons que ces psychoses peuvent être soumises à l'influence des causes morales, de l'âge, du surmenage, des maladies infectieuses ou des intoxications qui chargent le passé pathologique du thyroïdien. Chez la femme, organisme spécial, où la glande thyroïde est physiologiquement liée aux fonctions génitales, nous trouverons des psychoses plus avancées, plus bruyantes, parce que les phénomènes eux-mêmes de dysthyroïdisation sont plus aigus.

Nous étudierons d'abord les modifications de caractère qui surviennent chez les thyroïdiens et ensuite les désordres psychiques plus graves qui aboutissent à de vraies psychoses, parmi lesquelles nous retrouverons plusieurs types, le type lypémaniaque, le type érotique, ainsi que les idées de persécution.

Altérations du Caractère. — Les thyroïdiens, au début de leurs troubles, présentent des modifications du caractère, qui les font considérer par leur entourage comme des fantasques ou des originaux. Lorque la lésion thyroïdienne n'est pas manifeste, on met leur irritabilité, leur susceptibilité sur le compte d'une bizarrerie de caractère.

Ces malades éprouvent le besoin de se mouvoir, d'agir, ils ont soif d'activité physique, alors qu'avant leur disthyroïdisation, ils étaient très calmes et moyennement actifs. Ils deviennent loquaces, verbeux, faisant une dépense exagérée de gestes et de paroles pour expliquer des choses insignifiantes ; ce sont des agités physiques qui exubèrent par paroxysmes. Chez la femme, les menstrues entraînant des accidents de disthyroïdisation plus marqués, ces modifications du caractère s'exacerbent.

Dans notre première observation, nous pouvons remarquer chez une thyroïdienne une mobilité d'humeur étonnante. Il s'agit d'une femme qui manifeste une activité physique extraordinaire, accompagnée d'une singulière instabilité mentale. Elle a besoin de se mouvoir, elle erre plutôt sans but, se mêlant à la foule, recherchant l'animation des rues les plus mouvementées, la vie bruyante des grands magasins par plaisir du bruit. Cette instabilité escessive est plus manifeste chez la femme. Les thyroïdiennes sont généralement insupportables à leur entourage, par leur continuelle agitation, leur variabilité d'humeur, leur activité stérile. Ces troubles mentaux atteignent leur maximum, chez la femme, non seulement à cause des psychoses cataméniales qui viennent s'y ajouter, mais encore en raison de la sympathie des fonctions génitales et des fonctions thyroïdiennes. S'il est vrai, comme le dit Mauriceau, que la femme est une matrice servie par des organes, la thyroïdienne affectée de troubles génitaux doit atteindre une désiquilibration mentale frisant l'aliénation.

Dans l'ordre des modifications du caractère, certains troubles s'accentuent dans un sens plus pathologique et aboutissent à la vésanie. Nous voulons parler des altérations de l'affectivité de certains thyroïdiens qui ont des aversions subites et exagérées pour des personnes qui, le plus souvent, doivent leur être indifférentes. Ces aversions, qui ne sont justifiées par aucun motif sérieux, amènent les malades à croire qu'il y a réciprocité. Ces troubles de l'affectivité peuvent avoir pour conséquence la manie de la persécution. D'autres, au contraire, deviennent des indifférents, manifestent une affection très diminuée pour leurs parents, et cela sans aucune raison. Nous en avons un curieux exemple dans l'observation II, où il s'agit d'une femme qui devient indifférente à l'égard de ses enfants, et qui ayant par moments conscience de cette indifférence, de cette ingratitude, est prise de remords qui exacerbent la lypémanie dont elle est affectée.

Ces troubles sont donc conscients et intermittents.

Dans l'observation IV, nous trouvons, au contraire, des sentiments affectifs atteignant une exagération morbide. Le malade, jeune soldat, est obsédé par la pensée de ceux qu'il aime, de ses parents. Cette obsession le rend malheureux et prend chez lui des proportions anormales. A cette affectivité morbide, vient se joindre, une impulsivité qui le font céder à ses obsessions avec une singulière instantanéité. Il quitte son régiment, « tout d'un coup, quand l'idée lui en vient », suivant sa propre expression, pour aller voir ses parents. Il abandonne son corps à pluieurs reprises et, malgré la sanction de ses absences illégales réitérées, il part comme un impulsif, sans réflexion préalable, sans qu'un acte volontaire puisse un moment s'opposer à son impulsion. Ce que nous pouvons appeler des facultés d'ordre supérieur, la volonté, le jugement, l'attention, sont effacées et annihilées chez lui par des facultés inférieures, les sentiments affectifs : « Si je n'avais pas aimé mes parents, comme je les ai aimés, je ne serais pas devenu *maboul* », *(sic)* dit-il constamment lorsqu'on lui demande ce qui le poussait à partir. Ces troubles du caractère se sont manifestés chez lui dès l'apparition de sa tumeur thyroïdienne, en même temps que d'autres troubles plus graves dont nous reparlerons. Chez d'autres, l'émotivité normale c'est-à-dire la faculté de réagir à une impression morale, semble être diminuée, presque atrophiée ; il semble que leur réceptivité nerveuse n'existe pas. C'est ce trouble que nous mentionnerons ailleurs, dans les modifications du caractère, que nous retrouverons chez un autre malade dont nous publions l'observation. (Obs. V.)

Infimes sont donc les variétés des modifications du caractère, qui sont changeantes, comme les affections exagérées ou les aversions subites dont nous avons parlé. Mais, ces considérations qui ne sont qu'un développement de nos observations, expliquent comment des individus doux et tranquilles deviennent, à l'apparition de leur lésion thyroïdienne ou pendant son développement, violents, soupçonneux, irritables, et d'une humeur inégale aboutissant à une insociabilité complète. Nous trouvons un exemple probant de ce fait dans l'observation III.

Asthénie intellectuelle.— Dans la sphère intellectuelle, les troubles débutent par une perturbation de l'activité psychique : dépression générale des facultés,

d'où résulte une certaine paresse, une certaine lenteur
des opérations intellectuelles. Mais, malgré cette fatigue
rapide de l'intelligence, les sujets présentent une
activité délirante que nous retrouvons dans presque toutes nos observations.

Avec une activité parfois exagérée coïncide l'incapacité d'un travail méthodique ou d'un effort cérébral
prolongé. La malade, dont nous parlons dans notre
observation I, ne peut, par moment, suivre une conversation et soutenir son attention. Elle dit elle-même
qu'elle ressent une *sensation de vide dans la tête*. Dans
toutes nos observations, nous notons ce fait que l'effort
prolongé de l'intelligence et de l'attention est impossible.

Nombreux sont les malades pour qui la lecture
devient une fatigue intolérable, et qui ne peuvent
suivre les raisonnements les plus simples. Les incorrections du jugement, l'incoordination des idées surviennent ensuite; et encore, ici, nous retrouvons ce
caractère particulier que les thyroïdiens en sont *conscients*. La malade de l'observation I, se rendait compte
de son infériorité mentale, qui la rendait incapable de
s'occuper des affaires de son ménage. Ces psychoses
conscientes, nous les retrouvons encore dans les observations suivantes.

Dans l'observation IV, nous remarquons la même
asthénie, l'absence de réflexion préalable avant l'accom-
plissement d'un acte, et l'imprévoyance des conséquences de l'acte. Mais ces troubles sont intermittents,
les malades disent bien eux-mêmes qu'ils ressentent du
vide dans la tête par instants, et les thyroïdiennes

précisent bien que les paroxysmes de leurs psychoses coïncident avec leurs menstrues.

Troubles de la volonté. — L'aboulie chez les thyroïdiens est fonction de l'asthénie intellectuelle dont nous venons de parler. Nous trouvons dans nos observations une apathie consciente, la nonchalance devient parfois telle que les reproches des personnes de l'entourage ne peuvent y remédier. Mme Pilet-Fouet (thèse de Paris, 1893) mentionne dans sa thèse inaugurale, un cas observé qui montre bien l'origine thyroïdienne de ces troubles de la volonté. Il s'agit, dans cette observation, d'une malade qui en était arrivée, par une nonchalance dont elle était consciente et contre laquelle elle ne pouvait rien, à négliger tous les soins du ménage; elle abandonnait à eux-mêmes ses enfants, ne préparait pas le repas des siens : on dut envoyer les enfants chez un cousin et il fallut se résigner à manger au restaurant.

La malade en question était navrée des scènes que provoquait son apathie et ne pouvait néanmoins se corriger. Et ce qu'il faut noter de particulièrement intéressant dans l'observation, c'est que cette apathie a complètement disparu après la guérison.

Nos deux observations II et III nous donnent encore deux exemples d'aboulie ou, du moins, d'une diminution notable de la volonté. Ces deux malades sont des impulsifs, incapables de réagir contre des impressions momentanées.

Troubles de la mémoire. — Les troubles de la

mémoire sont très fréquents ; nous les trouvons mentionnés dans presque toutes les observations, même dans les lésions thyroïdiennes peu avancées. Il s'agit, le plus souvent, de malades perdant le souvenir des faits saillants de leur passé, des noms propres, et qui ont une amnésie des faits récents aussi bien que des faits anciens. Nous citons des observations de thyroïdiens sortant de chez eux pour régler leurs affaires et qui oubliant le but de leurs sorties après avoir fait quelques pas au dehors, se trouvent dans l'impossibilité de se remémorer leurs premières intentions.

Les troubles de la mémoire en arrivent à ce point que la lecture devient impossible, et nous citons les cas de malades qui ne peuvent se rappeler, à la fin d'une page, les lignes parcourues au commencement. Ces troubles de la mémoire joints à la fatigue rapide de l'intelligence, rendent au thyroïdien tout travail intellectuel impossible.

Psychoses vraies. — Les troubles dont nous venons de parler ne sont que le prélude, le rudiment des psychoses vraies, des vésanies qui se développent au cours des lésions thyroïdiennes avancées. Mais nous ne trouvons pas chez nos thyroïdiens les vésanies nettement franches caractérisées, qui s'observent le plus fréquemment chez les basedowiens où la névrose et la prédisposition constituent le fond.

On peut cependant rencontrer des types de psychoses, généralement à forme dépressive ; les unes à type lypémaniaque, les autres à type érotique, comme nous les observons chez les adultes à la suite de maladies infectieuses, ou à la suite d'intoxications exogènes ou endogènes. Les troubles sont d'intensité variable et vont depuis la simple hallucination hypnagogique, jusqu'aux manies polymorphes.

Dans notre observation II, nous trouvons un type lypémaniaque et une sorte de folie religieuse mêlée à de la démomanie. L'observation III nous donne l'exemple d'une kleptomanie. La malade qui fait le sujet de cette observation est une jeune fille de quinze ans, masturbatrice, présentant malgré le retard de son développement génital, une précocité extraordinaire ; elle volait toutes ses compagnes dans le service de la Charité où elle se trouvait en traitement. Cette perversion morale était le caractère dominant de troubles qui se sont dissipés quelques jours après l'intervention opératoire de M. le professeur Poncet.

On doit mentionner aussi les hallucinations dans le chaos des perturbations mentales des thyroïdiens. Nous signalons le cas d'un malade (obs. IV), chez lequel se produisent des hallucinations visuelles pendant lesquelles ses idées de persécution habituelles prennent corps. Il voit venir à lui des individus aux allures agressives, et ces individus sont ceux-là mêmes qu'il croit malveillants et dont il s'imagine être persécuté en dehors de ses hallucinations. Il se met alors en attitude de défense, regardant fixement devant lui, les individus qui le menacent. Ces hallucinations sont hypnagogiques et très fugitives.

Enfin, nous trouvons fréquemment la manie de la persécution. C'est l'histoire banale que nous retrouvons dans nos observations de sujets persécutés par des êtres imaginaires et chez qui, le plus souvent, des idées de persécution s'associent à des hallucinations. .

Mais il s'agit là d'un délire *qui n'a rien de systématisé et de persistant ;* chez des malades qui ne présentent aucun stigmate des dégénérés héréditaires.

Leurs idées de persécution partent de faits et ces faits sont des mots entendus (hallucinations auditives). Ils croient qu'ils ont été prononcés et ils se les représentent dans leur centre auditif. Tout ce qu'ils entendent, tout ce qu'ils voient s'adressent à eux ; ils s'imaginent qu'on les tourne en ridicule. Ils interprètent contre eux les faits les plus insignifiants qui se passent dans le monde extérieur. Mais il faut noter que ces idées de persécution ne sont pas persistantes. Les malades changent d'opinion du jour au lendemain sur des personnes qui sont qualifiées tour à tour par eux, d'aimables, bienveillantes, malveillantes, suivant les dispositions momentanées.

Nous retrouvons encore dans cette manie de la persécution un exemple de l'instabilité mentale et de l'extrême variabilité des réactions psychiques chez ces déséquilibrés de la thyroïde qui, dans une même forme de manie, s'éloignent des dégénérés héréditaires. Ce sont des persécutés qui deviennent exceptionnellemen persécuteurs.

CHAPITRE II

OBSERVATIONS

Observation I

(Due à l'obligeance de M. le professeur Poncet.)

Vieux goitre médian, du volume d'une mandarine.

G... A . , cinquante et un ans, demeurant à Lyon.
Entrée le 10 février 1904.
Sortie 24 février 1904.

Antécédents héréditaires. — Père mort, quarante-huit ans, des suites d'une opération, éthylisme probable.

Mère morte, soixante-dix-sept ans, assassinée à Saint-Priest.

La malade est la quatrième d'une famille de dix-sept enfants : elle est seule vivante ; tous sont morts, les uns tuberculeux, les autres d'affection aiguë.

Pas de goitre familial, sauf sa tante qui avait un goitre énorme, qui ne la gênait en rien.

Aucune tare nerveuse. — Pas d'aliénés, pas d'épileptiques, pas d'hystériques.

Antécédents personnels. — Pas de maladies infantiles ; elle a été réglée à onze ou douze ans ; toujours très normalement depuis.

Formée de bonne heure, elle a épousé à l'âge de dix-sept ans un voyageur de commerce dont elle a eu deux filles actuellement bien portantes, non mariées. Ses couches ont été normales.

Aucune maladie infectieuse. — La malade a toujours joui d'une santé robuste ; elle a été très forte, douée d'un embonpoint assez notable.

Il y a quinze ans, son cou commença à grossir, le goitre apparaît sous forme d'une petite tumeur sternale qui ne tarde pas à augmenter de volume.

Par coquetterie plus que par gêne, poussée également par son mari, la malade se traite de toutes façons, usant et abusant des remèdes que l'on trouve annoncés à la quatrième page des journaux.

Son mari, bronchitique, devint très nettement tuberculeux : les médecins avertirent la malade du pronostic fatal. Celle-ci, excellente épouse, entoure son mari des soins les plus dévoués, mais, peu à peu, elle devient nerveuse, sans jamais prendre de crises, ni offrir, d'ailleurs, aucun trouble hystérique.

Il y a dix mois, le mari meurt : la malade éprouve un violent chagrin : elle voit bientôt apparaître des troubles psychiques qui l'inquiètent : c'est pour ces troubles mentaux et son goitre qu'elle entre à l'hôpital.

À son entrée, on se trouve en présence d'une femme qui paraît jouir d'une santé robuste. Son teint est coloré, son embonpoint est suffisant. Immédiatement, quand on l'interroge, on est frappé de la loquacité exagérée de la malade ; d'ailleurs, ses paroles sont très logiques, elle n'a aucun trouble de coordination intellectuelle ; ses idées s'associent de façon normale ; elle apparaît tout d'abord très exubérante de gestes et de paroles.

Elle raconte très bien son histoire, et se complaît, d'ailleurs, dans le récit de son existence.

Très animée, elle est d'emblée à l'aise avec le médecin qui l'interroge, lui confiant facilement tous les détails qui peuvent l'intéresser.

Elle dit, elle-même, qu'elle perd la tête de temps à autre

et, à ce sujet, voici ce qu'elle raconte : chaque mois (car c'est le plus souvent au moment de ses règles qu'apparaissent les troubles avec le plus d'intensité) elle ressent avant ses règles une *excitation extraordinaire qui exagère ses tendances normales :* elle ne peut supporter la solitude, elle veut des distractions, elle désire voir beaucoup de monde, aime les grands espaces avec la foule, les magasins bruyants, les rues animées : elle rit avec facilité et redevient triste aussi facilement.

Ses règles arrivent : elle souffre moyennement, mais à ce moment elle éprouve une *sorte de vide* dans la tête (elle ressent une sensation de froid au sommet) et perd la notion du raisonnement, souvent même élémentaire. Il lui serait impossible alors de suivre la conversation la plus banale, elle ne peut associer entre elles les idées ; dans son esprit existe une *grande confusion des notions acquises : oubli de la date de l'année, impossibilité d'avoir un but défini,* elle sortirait sans savoir pourquoi, elle errerait sans but, au hasard.

Comme elle se rend compte de cet état d'infériorité mentale, elle reste chez elle et se couche le plus souvent. Ces troubles ne sont pas absolument liés aux menstrues, mais c'est au moment où elles apparaissent qu'ils atteignent leur plus grande acuité.

Actuellement, la malade est infiniment heureuse, elle se sent dans un bon jour. « L'hôpital est gai, car il y a du monde, la salle Sainte-Anne est vaste et belle. »

Quand on examine la malade au point de vue nerveux, on ne constate pour ainsi dire que des signes négatifs :

1° Aucun signe réflexe anormal,

2° Aucun trouble de la sensibilité, sauf un peu d'anesthésie conjonctivale. Pas de troubles hystériques, aucune zone, aucun stigmate ;

3° Pas de tremblement des doigts.

4° Pas de signes pupillaires.

Au point de vue mental, on ne trouve aucun signe d'absence épileptique. La malade n'a jamais eu de crises. Elle n'a aucun stigmate de dégénérescence.

Elle n'offre aucun signe de délire systématisé. Pas d'idée de persécution, aucune hallucination.

On ne trouve non plus aucun signe de début de la paralysie générale.

La malade, en somme, est normalement une agitée physique avec une activité psychique qui subit de temps à autre des moments de dépression, dont elle rend compte :

A l'interrogatoire, la malade raconte bien que ces phénomènes ont commencé à apparaître avec le goitre. En même temps qu'il apparaissait, elle changeait de caractère.

Le 11 février 1904, M. le professeur Poncet pratique l'ablation du goitre. Après incision médiane, le goître est luxé au dehors; la section de 5 à 6 centimètre d'une couche de tissu thyroïdien, permet d'aborder deux noyaux adénomateux du volume d'une noix à celui d'une noisette, mous, rappelant le tissu thyroïdien jeune. L'énucléation est facile. M. Poncet termine par une suture hémostatique en bourse du tissu thyroïdien. On panse à plat sans faire un point en suture cutanée. Le surlendemain on change le pansement, énorme, pourtant complètement imbibé de sérosités jaunâtres.

Quatre jours après l'intervention, vers le 15 février, la malade paraît très calme, n'éprouve plus la sensation de vide cérébral, qui l'empêchait de suivre tout raisonnement logique. La malade n'a plus d'algésie céphalique et a un sommeil calme.

La malade sort guérie le 23 février.

La malade a été suivie pendant plus de deux mois chez elle; son état se trouve complètement transformé. Il est facile de constater la logique de sa conversation, et son parfait équilibre psychique.

OBSERVATION II

(Recueillie dans le service de M. le professeur agrégé Tixier,
par M. Latarjet, interne des Hôpitaux de Lyon).

B..., Pierrette, cinquante-neuf ans, cultivatrice.

Antécédents directs ou collatéraux. — La famille de la
malade est indemne de toute tare nerveuse. Son père et sa
mère sont morts à soixante-dix ans. Un frère est mort à
cinquante ans, une sœur à soixante-dix ans, d'affections
aiguës. *Pas de trace de goitre*, ni d'accidents thyroïdiens, ni
Basedowisme ou myxœdème.

Personnellement, elle a toujours joui d'une excellente
santé. Elle a été réglée à dix-sept ans, toujours normalement. Elle s'est mariée à l'âge de vingt-cinq ans et a eu
quatre enfants, dont l'un est mort à six ans, d'une bronchite
chronique. Les trois autres vivent et aucun d'eux n'est
goitreux.

Son existence a été très normale ; elle n'a jamais eu de
phénomènes psychiques, soit à l'époque de sa grossesse, soit
après les couches, et son caractère n'a jamais été trouvé
anormal par les personnes qui l'entouraient jusqu'à l'apparition de son goitre. Elle n'a jamais eu de maladies infectieuses, et, en fait d'intoxication, seul, l'alcoolisme peut
être suspecté ; la malade buvait, paraît-il, de temps en
temps, un peu d'arquebuse après son repas de midi.

La malade, très croyante, a toujours accompli, depuis son
enfance, ses devoirs religieux. Ce détail est utile à connaître,
pour comprendre la forme des accidents psychiques qu'elle
a présentés dans la suite.

Le 1er octobre, la malade entre à l'hôpital, dans le service
de M. le Dr Tixier, salle Sainte-Croix, n° 1, pour être débarrassée d'un goitre assez volumineux.

1° *Histoire du goitre.* — Le goitre n'a fait son apparition
qu'il y a dix ans, sous forme d'un petit noyau sus-sternal.

Pendant dix ans il a augmenté très lentement et n'a déterminé de troubles sérieux que les jours qui ont précédé son entrée à l'hôpital.

Aujourd'hui on constate *a)* une tumeur médiane, bien limitée et encapsulée du volume d'un œuf de poule ; elle est pseudo-fluctuante, de consistance charnue, ayant tous les caractères des adénomes thyroïdiens.

b) La tumeur principale et médiane est flanquée de deux masses latérales thyroïdiennes très notablement hypertrophiées mollasses, situées profondément, difficilement délimitables, et paraissant assez adhérentes au conduit laryngotrachéal Pas de ganglions.

L'ensemble du goitre détermine des phénomènes de compression.

La compression veineuse se manifeste seulement par une ectasie assez considérable des veines superficielles qui sont le siège d'un souffle veineux bien net. Pas d'œdème de la face, aucun phénomène de congestion ou d'anémie cérébrale.

La compression des organes respiratoires a fait son apparition il y a huit jours par des phénomènes de dyspnée aiguë à crises paroxystiques, intermittentes, surtout nocturnes. La malade se réveille en sursaut, cherche sa respiration, s'assied sur son lit, devient cyanosée, tousse d'une toux quinteuse et éraillée, éprouve une angoisse douloureuse puis, au bout de quelques minutes, tout se calme à peu près.

Le récurrent semble déjà léché par la tumeur thyroïdienne ; car de temps à autre la malade trouve que sa voix est éraillée. Lorsque nous l'examinons, nous constatons qu'en dehors de ces crises respiratoires, la malade a une dyspnée légère.

PHÉNOMÈNES PSYCHIQUES

C'est avec le goitre que les troubles mentaux paraissent

avoir fait leur apparition ; mais c'est surtout depuis quelques mois qu'ils ont atteint toute leur intensité. La malade s'en rend compte. Elle en cause très volontiers sans être cependant d'une loquacité intarissable. Elle en est désespérée, lorsqu'elle a chassé « les mauvaises pensées », suivant sa propre expression.

Le premier trouble de sa vie intérieure a été un changement de caractère, ou plutot d'humeur pour le moindre prétexte ; passant de la gaîté à la tristesse sans cause apparente. Bientôt son caractère est devenu triste, tandis qu'elle se détachait insensiblement de ses plus proches. Ses enfants lui deviennent moins chers, son mari presque indifférent, et, lorsqu'elle constate en elle cette diminution de l'affectivité, elle en est navrée et éprouve un véritable remords qui la rend plus triste encore. Elle se réfugie à l'église, prie le matin, le soir, dit maints chapelets, etc.

Peu cultivée et susperstitieuse, exagérant les pratiques religieuses, elle arrive peu à peu à un désordre mental tel qu'on fut obligé, il y a deux mois, de la mettre quelque temps dans une maison de santé.

Indifférente à ce qui l'entoure, elle ne songe plus que tristement à elle ; elle veut mourir et a peur en même temps de la mort ; enfin le diable la hante, c'est lui qui l'a rendue méchante, c'est lui qui l'empêche de dormir, c'est lui qui lui fait croire et dire que tout le monde lui en veut, qu'un vieux mendiant lui a jeté un sort, enfin c'est lui qui va la faire mourir.

La malade nous raconte tout cela avec suite ; elle nous dit qu'elle n'était pas ainsi autrefois et, quoique d'intelligence rustique, elle coordonne très bien ses idées et répond très bien à nos questions. Elle n'offre aucun signe d'affection nerveuse, systématisée, aucun signe de Basedowisme, aucun symptôme de lésion organique. Pas d'albumine. Pas d'œdème. Elle souffre de maux de tête assez violents, elle a perdu le sommeil depuis plus de deux mois. Ses idées tristes, sa mélancolie ont encore augmenté depuis l'apparition de crises dyspnéiques. Nous continuons à l'observer les jours qui précèdent l'intervention. Son état reste le même; elle a des moments de calme cérébral, où elle semble heureuse d'être, puis d'autres, surtout lorsqu'arrive le soir, ou l'idée de mort mêlée à celle du diable, qui la torture, la rendent très triste et la font déraisonner.

M. Tixier intervint quelques jours après.

Anesthésie très peu profonde, incision sur la ligne médiane, énucléation interglandulaire du lobe médian. Au moment de l'énucléation, sans que l'on ait pratiqué aucune manœuvre brutale, sans que l'on ait exercé la moindre traction sur le goitre, la malade se cyanose et prend une dyspnée rauque, intense. On l'assied complètement sur le lit. Pendant deux minutes, on craint de voir mourir la malade, dont les phénomènes respiratoires sont graves. Enfin, la respiration se calme sans qu'on ait eu besoin de faire la trachéotomie. L'opération est terminée très rapidement.

Durée : huit minutes tout compris.

On panse à plat la cavité anfractueuse par des mèches peu serrées. On laisse quelques pinces à demeure. Gros pansement non compressif, très lâche.

Suites opératoires. — Débâcle thyroïdienne énorme le lendemain. On est obligé de changer toutes les pièces superficielles du pansement.

Phénomène aussi intense pendant deux jours. Les jours suivants, atténuation progressive du suintement ; cicatrisation complète en trois semaines.

La malade n'a plus souffert d'aucune crise dyspnéique.

Les deux lobes latéraux ont subi en même temps une telle diminution de volume qu'il n'est plus possible de reconnaître la moindre hypertrophie à leur niveau.

Du côté des troubles mentaux, de profondes modifications ont apparu ; les maux de tête ont cessé; la malade n'a plus de cauchemars ; les insomnies sont plus rares, la malade dort sans chloral.

L'idée de la mort surgit encore de temps en temps, mais

bien plus rarement ; le diable semble s'être aussi désintéressé de son existence. Elle s'inquiète seulement de sa plaie opératoire, elle a hâte de retourner chez elle à la campagne.

Après trois semaines, elle quitte l'hôpital, nous ne l'avons plus revue depuis.

Résumé. — Goitre adénomateux datant de dix ans ; à la suite, modifications profondes du caractère et troubles mentaux aboutissant à une psychose à forme mélancolique avec tendance à l'idée de persécution. Ablation du goitre Atténuation des troubles psychiques.

Résultat de l'analyse chimique :

1° Dans 1 gramme de glande sèche . . . o mm. o35

2° Dans toute la portion de la glande envoyée.   o mm. 2905

A noter que cette teneur en iode est inférieure à la teneur moyenne qui est de o mm. 60 par gramme de glande et de 4 mm. 5 par glande sèche.

(Thèse Monery, Lyon 1903 : *Recherches nouvelles sur la fonction iodée de la glande thyroïde*).

Observation III

(Service de M. le professeur Poncet.
Malade de M. le Dr Roque,
présentée à la Société de médecine le 12 juin 1893.)

Perversion morale. — Troubles myxœdémateux.
Atrophie thyroïdienne.

G. M..., quatorze ans, entre à la Charité dans le service de M. Roque.

Antécédents. — Quatre frères et sœurs bien portants ; parents en bonne santé ; il n'y a ni syphilis ni tuberculose, aucune tare nerveuse d'aucun genre dans la famille.

A l'âge de six ans, consécutivement à une chute, au dire de ses parents, l'enfant a commencé à présenter des troubles trophiques du côté des mains ; c'étaient des poussées de larges plaques érythémateuses à base indurée, persistant quinze ou vingt jours, provoquant une sensation de chaleur et d'engourdissement et laissant après elle un œdème dur, blanc et indolent. Ces poussées limitées d'abord aux mains, se généralisèrent l'année suivante à la face. Elles ont apparu à l'âge de dix ans au niveau des avant-bras. La face s'est déprimée, le nez s'est effrondré sans cause apparente, les lèvres sont grosses, les yeux enfoncés, le visage est très pigmenté et la peau, adhérente aux couches profondes, empêche tout expression de la physionomie. Le ventre est gros, le foie nettement hypertrophié. La malade n'est pas réglée et n'a pas de poils au pubis ni aux aisselles.

Cheveux roux et durs. Fontanelles fermées. La nutrition se fait bien.

On ne note aucun phénomène d'hystérie. Pas de troubles de la sensibilité.

TROUBLES PSYCHIQUES

Les troubles psychiques que présente la malade ont débuté à l'âge de sept ans. Avant cet âge, d'après les renseignements fournis par la famille, la malade était douce et obéissante, ne présentant rien d'anormal dans sa mentalité. Mais peu après le début de son affection, elle devient vicieuse.

Dans l'observation communiquée par M. le Dr Roque à M. le professeur Poncet, on remarque qu'elle est kleptomane : elle a volé toutes ses compagnes à la Charité. En outre, malgré le retard de son développement génital, elle a des habitudes de masturbation et des instincts sexuels d'une précocité inquiétante : elle provoque les garçons. D'un caractère intraitable, elle avait disparu pendant plusieurs jours de suite de chez ses parents ; elle s'était évadée à plusieurs reprises des établissements pénitentiers dans lesquels on l'avait placée. Pendant son séjour à la Charité, on dut la soumettre à une surveillance continuelle. Dans un état habituel de paresse et de torpeur, elle a de temps en temps des accès passagers de colère et bat ceux qui l'approchent.

Evacuée du service de M. le Dr Roque sur la clinique de M. le professeur Poncet, elle entre à la salle Sainte-Anne le 25 avril 1893.

L'examen de la région thyroïdienne révéla alors le peu de développement du corps thyroïde ; on ne sentait aucune masse ou plutôt il semblait que la thyroïde fut absente.

M. le professeur Poncet eut l'intention de lui faire des injections de suc thyroïdien, pour modifier son état mental décrit à l'hospice de la Charité comme déplorable, accompagné d'un état myxœdémateux accentué et d'un corps thyroïde atrophié. Cependant, en présence des modifications intellectuelles, c'est-à-dire améliorations obtenues dans certains cas à la suite de plusieurs exothyropexies, et guidé par des observations établissant des relations intimes entre le bon fonctionnement de la glande thyroïde et celui du cerveau, M. Poncet pensa qu'il serait peut-être utile de faire une intervention chirurgicale sur le corps thyroïde, intervention capable de modifier les sécrétions de la glande.

M. Poncet pratiqua le 6 mai 1893 l'intervention, auquel il a donné le nom de thyroïdo-éréthisme, consistant dans une simple excitation du tissu thyroïdien, incision de 5 à 6 centimètres à la région cervicale profonde, dénudation méthodique avec le doigt, de la glande qui est soulevée et saupoudrée d'iodoforme. Fermeture de la plaie et suture.

Trente-six jours après l'intervention, la malade est présentée par M. le professeur Poncet à la Société de médecine de Lyon, l'opération ayant été suivie de modifications vraiment surprenantes survenues soit du côté du myxœdème, soit du côté des trouble psychiques. L'état psychologique de l'opérée s'est modifié en effet d'une façon appréciable. Tout le monde dans le service a été frappé de la métamorphose de sa cérébralité.

À la date du 9 juin, l'interne du service, M. Coignet, après avoir fait une enquête sérieuse sur les faits et gestes de l'enfant depuis quelque temps, note dans son observation les particularités suivantes : L'état mental de l'enfant est irréprochable. La sœur cheftaine ne peut que se louer de G. M..., toujours prête à obéir, très docile, ne répondant jamais à une observation, faisant toutes les commissions du service, travaillant sans cesse, car elle est très robuste, et ne pleurant que lorsqu'on veut l'obliger à se reposer. Ces qualités d'activité physique, cette absence de paresse, si naturelle souvent chez les enfants de cet âge, sont accompagnées également d'une intelligence qui n'est pas médiocre et certainement de la moyenne des enfants qui ont reçu une tout autre éducation qu'elle ; pour les commissions qu'on lui fait faire, il n'est pas besoin de grandes explications, de mettre, comme on le dit vulgairement, les points sur les i : elle comprend vite et bien.

Jamais elle n'a rien dérobé à la salle Sainte-Anne et, cependant, elle pouvait facilement prendre de l'argent, les malades du service laissant, la plupart du temps, leur porte-monnaie traîner sur leur lit ou sur des chaises. Si on l'interroge, si on lui demande ce qu'elle veut faire plus tard, elle répond qu'elle veut travailler ; elle n'a nullement l'envie d'être paresseuse et, du reste, elle le prouve journellement par les petits services manuels qu'elle peut rendre pour l'entretien de la salle. Active, intelligente, elle s'occupe des différents travaux que lui confie la sœur.

Il y a loin, comme on le voit, de ces renseignements à ceux qui avaient été fournis à la Charité.

OBSERVATION IV (personnelle).

Goitre du volume d'une noix développé aux dépens du lobe droit. Impulsivité. Troubles de la mémoire. Hallucinations.

D..., J..., vingt et un ans, soldat au 1ᵉʳ hussards, né à

Celle (Puy-de-Dôme), hôpital militaire Desgenettes (service de M. le médecin-major Chavigny.

Antécédents héréditaires. — Père et mère vivants, bien portants. Père, forgeron, légèrement éthylique. Pas de tare nerveuse.

Collatéraux : Le malade a une sœur de vingt-trois ans, bien portante.

Antécédents personnels. — Rien à signaler dans le passé pathologique du malade, il n'a pas eu de convulsions dans son enfance. Avant son entrée au régiment, n'a présenté ni troubles nerveux, ni troubles psychiques. A la visite d'incorporation, l'attention du médecin-major n'avait pas été attirée du côté du goitre dont il est porteur à l'heure actuelle. Lui-même ne s'est aperçu de sa tumeur thyroïdienne que depuis six mois environ et son attention a été attirée de ce côté, par une sensation de gêne à la déglutition des aliments et de la salive. Au moment où nous l'examinons, nous trouvons dans la région thyroïdienne, une tumeur du volume d'une noix, qui paraît être développée aux dépens du lobe droit du corps thyroïde. Cette tumeur devient plus saillante à l'occasion de chaque mouvement de déglutition.

Pas de tremblement, pas d'exorbitisme, aucun signe de basedowisme, pas de tachycardie.

Le malade est envoyé en observation du 1er hussard, pour fugues réitérées de son corps. Engagé volontaire, il a quitté brusquement son régiment à cinq reprises différentes.

A ce propos, il est raconté que chaque fois le malade a ressenti brusquement et sans obsession préalable le désir de quitter la garnison pour se rendre chez lui. Il attribue ses fugues à un vif désir de voir ses parents et à quelques ennuis qu'il aurait subis de la part de ses camarades d'escadron. Le malade se rendait compte de l'acte qu'il accomplissait. Il n'a ressenti aucune détente physique et morale après les nombreuses fugues dont il était parfaitement conscient.

Malgré les punitions sévères qu'il a encourues à chacune

de ces fugues, le malade ne pouvait s'empêcher de partir, l'idée lui en venait *brusquement* et il était obligé de céder à son idée comme à une impulsion impérieuse. Voici, d'ailleurs, en propres termes, ce qu'il dit lui-même : « Le jour de ma dernière escapade, je me trouvais en ville avec mes camarades, l'idée me prend tout d'un coup de partir sans penser à rien, ni sans rien dire à personne. Je laisse les autres, je ne me souviens plus de l'heure, je prends mon billet, je vais directement chez moi. Le lendemain, les gendarmes sont venus me chercher et je suis parti avec eux. »

TROUBLES PSYCHIQUES

Nous avons pu causer assez longuement avec le soldat B..., la conversation a pu être suivie pendant un certain temps, mais ce ne sont que les faits concernant son pays qui ont pu fixer son attention. En définitive, pas d'incoordination des idées chez lui, nous n'avons constaté aucune incorrection grossière du raisonnement. Mais il présente une impossibilité notable de soutenir son attention ; l'interrogation semble exiger de lui une attention qui est au-dessus de ses forces. La lecture le fatigue, dit-il, et ne l'intéresse en rien, car il oublie à la fin ce qu'il a lu au commencement.

Le malade raisonne d'une façon satisfaisante sur des idées simples. Toutefois, il dit que lorsque ça le prend, il n'est plus maître de lui-même et ne sait plus ce qu'il dit ou fait. Lui demandant quelles sont ses idées dans ces moments-là, il nous répond qu'il ne pense à rien et qu'il ressent comme une sensation de vide et de froid dans la tête.

Son degré d'instruction est rudimentaire. Il a été à l'école jusqu'à l'âge de douze ans. Il a appris à lire assez correctement, il écrit assez mal. On lui a appris très peu d'histoire et de géographie, mais il dit que cette dernière matière l'aurait intéressé.

Il semble, d'après les renseignements fournis par son

père, sur son métier de serrurier, avoir été doué de peu d'attention et de persévérance, quoique son habileté professionnelle fut moyenne.

Des renseignements fournis par la gendarmerie de Celles, il résulte que D... n'a jamais mécontenté ses patrons qui étaient assez satisfaits.

D... ne manifeste pas de goûts ni de tendances bien arrêtées, il n'est attiré ni par la boisson, ni par les femmes, rien de particulier dans ses mœurs. Il voudrait plutôt s'isoler pour penser aux choses qui le préoccupent, dit-il, il recherche la solitude, il préfère rester seul. Son regard est souvent fixé devant lui-même ; quand on lui parle il rit de temps en temps, mais pas d'une façon exagérée ni hors de propos.

Le malade a des hallucinations visuelles. Il assiste, autour de lui, par moment, dit-il, à des transformations bizarres. Après une sensation de vertige et de vide dans la tête, il voit dans la salle d'hôpital qu'il occupe, les lits meubles et tous les objets, sans dessus dessous. Les murs lui apparaissent polychromes. Il voit quelquefois venir à lui un individu sous des allures agressives : il se réfugie alors dans un coin de la salle et se met en attitude de défense. Mais ces troubles sont de courte durée et ne laissent après eux ni amnésie ni inconscience. Il est conscient après ces moments-là de son infériorité mentale.

Les idées de persécution qui tiennent chez lui à une susceptibilité, excessive autant que nous avons pu nous en rendre compte par l'interrogatoire, prennent corps pendant les hallucinations du malade : il voit toujours venir à lui, sous des allures menaçantes, les individus mêmes qui, habituellement, à l'état normal, lui paraissent mal intentionnés à son endroit.

Les sentiments affectifs paraissent plutôt exagérés chez lui, il dit que s'il n'avait pas ainsi aimé ses parents il ne serait pas « maboul » *(sic)* comme il l'est. Il paraît être d'une émotivité et d'une susceptibilité exagérée.

En résumé, on trouve après examen de l'état mental de D..., cette particularité qu'engagé volontaire tenté, dit-il, par l'uniforme des hussards, ses fugues, six mois après son incorporation, ont présenté un caractère d'impulsivité bien marqué. Elles étaient brusques sans réflexion préalable ; le malade étant conscient de ses actes et en gardait le souvenir.

Ses actes ne s'accompagnaient après leur exécution d'aucune détente physique ou morale.

Nous constatons, en résumé une impulsivité très grande, des hallucinations visuelles, une tendance à la mélancolie, une fatigue rapide de l'intelligence rendant impossible toute attention soutenue.

Autant de troubles mentaux, qui n'étaient pas signalés avant l'apparition de son goitre et que, d'autre part, en l'absence de signes de dégénérescence héréditaire, et des signes essentiels des grandes névroses, on peut logiquement rattacher à la lésion de la thyroïde.

OBSERVATION V (personnelle).

Goitre charnu bilatéral.

F..., soldat, 96ᵉ Infanterie, profession cultivateur, né à Montcel (Savoie). Service de M. le médecin-major Chavigny. Hôpital Desgenettes.

Antécédents héréditaires. — Mère morte d'une affection inconnue, père mort d'accident.

Collatéraux. — Trois frères ayant fait leur service sans aucun accident : aucun autre renseignement.

Pas de tare nerveuse, pas de comitiaux dans la famille. Pas de goitre dans la famille. Mais le malade signale de nombreux goitres dans son village.

Antécédents personnels. — Rougeole à quatre ans, pas de convulsions pendant l'enfance. Pas de crises comitiales. Pas de spécifité, ni d'éthylisme.

L'examen du système nerveux ne révèle rien d'anormal ; sinon un léger retrécissement du champ visuel gauche. Les pupilles réagissent bien à la lumière et à l'accommodation. Pas d'inégalité pupillaire. Les réflexes tendineux et cutanés sont normaux.

Constatations anatomiques. — Rien à signaler ; pas de développement exagéré des membres. Pas de troubles trophiques.

Crâne : microcéphale et brachycéphale : type anthropologique assez fréquent chez les savoyards. Pas d'assymétrie cranienne, ni faciale. Aucun stigmate de dégénérescence.

Le malade ne s'est aperçu du goitre dont il est porteur, qu'il y a un an environ, par une gène à la déglutition des aliments. Le goitre actuellement est peu saillant, développé aux dépens des deux lobes de la thyroïde. La tumeur est soulevée en masse, à chaque mouvement de déglutition. Pas de tachycardie, pas d'exorbitisme, pas de tremblements, aucun signe du syndrome basedowien.

TROUBLES PSYCHIQUES

Le malade entre à l'hôpital militaire Desgenettes en observation pour troubles mentaux. Il a fait plusieurs absences illégales. Il s'est absenté de son régiment au mois de juillet 1904, pendant onze jours. Au cours de ses absences, F., ne fit rien qui mérite d'être signalé ; il semble avoir fait preuve pendant ses absences illégales d'une imprévoyance absolue des conséquences de ses actes, quoiqu'ayant parfaitement conscience de ce qu'il faisait. Il n'a aucune détente morale à sa rentrée au corps. Interrogé sur ses fugues, il répond très naturellement que l'idée lui venait tout d'un coup, il partait avec une instanéité qui étonnait les camarades de sa compagnie, parmi lesquels il avait d'ailleurs la réputation de n'être pas bien équilibré.

Intelligence peu développée parce que peu éduquée : F.,

sait lire, écrire, compter, a une instruction primaire rudimentaire ; malgré sa torpeur intellectuelle, le malade ne présente à l'interrogation aucune incordination du raisonnement. Cependant son intelligence est manifestement lente.

Il oublie dit-il facilement les faits récents ; il est obligé de faire des efforts pour se rappeler ses faits et gestes. Le souvenir des actes qu'il a accompli tout récemment semble plus affaibli que lesou venir des choses accomplies il y a quelques années.

Sentiments. — F., paraît être une nature indifférente ; son émotivité semble très émoussée ; son affectivité est plutôt diminuée. Les punitions dont il était menacé après ses nombreuses fugues n'ont provoqué chez lui aucune dépression morale.

Mais le trouble prédominant chez lui, est l'absence de réflexions et une impulsivité manifeste. Lorsqu'il quittait illégalement son régiment, il n'avertissait pas ses camarades et partait instantanément sans réflexion préalable, et après une longue absence revenait au corps, imprévoyant de la punition qui pouvait lui être infligée.

OBSERVATION VI

Goitre médian volumineux datant de l'adolescence. Troubles de la mémoire. — Hallucinations. — Idées de persécution.

E..., B..., soixante ans, Saint-Girons (Ariège).

Antécédents personnels. — Rien a signaler.

Son goitre a débuté pendant sa puberté. Pas de convulsion dans l'enfance. Pas de crises comitiales, ni hystériformes. Evolution lente du goitre.

Antécédents héréditaires. — Rien à signaler.

La malade présente un goitre du volume d'une grosse orange, développé aux dépens des deux lobes ; noyau déve loppé aux dépens de l'isthme de la thyroïde. Aucun signe de basedowisme.

La progression des troubles psychiques de la malade a été parallèle à la progression de sa tumeur thyroïdienne, qui n'a atteint son volume actuel que depuis ces dernières années.

La malade présente une incoordination notable des idées; ses incorrections de jugement sont manifestes. On remarque chez elle l'impossibilité d'une conversation suivie, et une fatigue rapide de son intelligence : elle ne peut pas soutenir son attention.

Les troubles de la mémoire sont très accusés : c'est ainsi qu'elle oublie la connaissance du lieu où elle se trouve ou la destination des objets dont elle se sert habituellement.

Elle oublie des faits récents, aussi bien que les faits anciens.

Elle voit, dit-elle, chaque jour sa mère, morte depuis quelques années. Elle parle de sa mère avec une extraordinaire exubérance de gestes et de paroles. Elle fait part des conversations qu'elle dit toujours avoir avec sa mère, elle se réclame, chaque fois qu'elle entreprend quelque chose, des conseils et des recommandations de cette dernière, elle quitte brusquement une personne de son entourage, pour ne pas « faire, dit-elle, attendre sa mère à la maison ».

Chez les personnes qu'elle fréquente habituellement, il est des jours où elle voit tout transformé, les portes ne sont plus à la même place, les objets ne sont plus dans leur ordre normal.

Dans l'ordre des sentiments affectifs, il est à remarquer qu'elle est d'une émotivité et d'une susceptibilité anormales; elle passe d'une affection démesurée à une haine farouche pour les motifs les plus futiles :

Méfiante, elle s'éloigne de la foule, préférant la solitude à la société, s'imaginant que des personnes indifférentes à son endroit et n'ayant aucune relation avec elle cherchent à lui porter préjudice.

Par moment, ses idées de persécution s'exaspèrent, et elle est alors intarissable pour démontrer à son entourage qu'on la calomnie, qu'on la méprise, et qu'après tout, dit-elle, « elle vaut plus que bien d'autres ». Une personne passe dans la rue, personne dont elle n'est pas le moins du monde connu, et aussitôt elle s'empresse de dire qu'elle est malveillante à son égard.

A noter cependant une certaine intelligence de ses intérêts matériels.

OBSERVATION VII *(in* thèse de Bérard).

Goitre. — Mélancolie typique. —Strumectomie. Guérison.

M... Marie, quarante-neuf ans, de Rabligny (Loire). Entre le 10 avril 1896 dans la clinique du professeur Poncet.

Goitre datant de l'adolescence, a augmenté brusquement de volume après accouchement et de parenchymateuse est devenue kystique. Accidents trachéaux ; céphalée menstruelle.

On ne note pas de syndrome basedowien. Anxiété intense, amaigrissement considérable depuis un an et surtout une *excitation mentale particulière*.

Depuis de longues années, six ans au moins, la malade était en proie à des idées tristes, souvent ses enfants avaient craint qu'elle ne se suicidât. Elle ne fit cependant jamais de tentative nette, son instabilité mentale ne lui *permettant aucune préméditation*.

A l'hôpital, elle pleurait, gémissait sans cesse ; elle craignait d'être damnée, voulait faire un pélerinage à Rome pour obtenir sa guérison. Le jour même de l'opération, elle passa deux heures à genoux en prière dans la salle. Son irritabilité était telle, qu'un rien, une parole, un bruit inopiné, la mettait soudain dans un état de surexcitation qui persistait longtemps après.

27 avril 1896. — Ponction et énucléation de la poche kystique. Pas de complication. Dès le lendemain de *l'opération, la malade avait retrouvé un calme dont elle n'avait pas joui depuis longtemps, toutes ses idées noires se sont envolées, elle cause raisonnablement.*

En mai, la guérison est complète, la malade sort au mois de juillet, elle donne de ses nouvelles qui sont de tout point excellentes.

OBSERVATION VIII *(in* thèse de Bérard).

Goitre. — Lypémanie. — Strumectomie. — Guérison.

C... Marie, institutrice à Charlieu (Loire), vingt-trois ans. Entrée le 9 avril 1896.

Goitre depuis l'âge de quatorze ans. Augmentation notable à l'âge de vingt-deux ans, à la suite d'une opération de l'anus, sans anesthésie, où la malade avait beaucoup crié. Goitre polykystique, du volume d'un œuf. Pas de troubles fonctionnels. Ce qui frappe le plus, c'est l'agitation continuelle, et la perplexité extrême où se trouve la malade. Elle pousse des cris et des gémissements chaque fois qu'on veut l'examiner.

L'énucléation intra-glandulaire du kyste fut facile et donna peu de sang.

Suites simple : Fièvre thyroïdienne pendant cinq jours. Mais, chose remarquable, le calme revient presque aussitôt après l'opération, plus de pleurs, ni de craintes folles. La malade, très intelligente du reste, devient subitement tranquille et raisonnable.

Elle reprit bientôt son service d'institutrice, et, en octobre 1896, on apprend que la guérison persiste.

OBSERVATION IX

(Professeur Poncet, *Lyon médical,* 14 mars 1893.)

Goitre énorme datant de sept ans. — Circonférence cervicale, 42 centimètres. — Accidents de suffocation.

J. A..., vingt ans, de la Haute-Loire.

Le malade a l'aspect infantile. C'est un crétineux très net. Il ne répond pas aux questions.

4 mars. — Exotyropexie.

Fièvre thyroïdienne (39-40°) pendant huit jours. Agitation, tachycardie. Puis le goitre s'atrophie progressivement.

L'état mental subit une transformation prononcée. Le jeune homme perd son aspect crétinoïde, devient intelligent et débrouillard; cinquante jours ont suffi pour produire ce résultat psychique appréciable.

CHAPITRE III

PSYCHOSES PAR ATROPHIE THYROIDIENNE

A côté des psychoses survenant dans le cours de goitres plus ou moins accusés, telles que nous les avons étudiées dans nos observations précédentes, s'en trouvent d'autres se rattachant, non plus à une hypertrophie du corps thyroïde, mais à un processus atrophique,

Dans la Savoie, dans la partie montagneuse du Bugey, M. le professeur Poncet a observé plusieurs cas de ce genre que l'on peut étiqueter sous le nom de psychoses par atrophie par sclérose thyroïdienne.

Chez deux sujets récemment observés par lui et dont nous donnons plus bas les observations, on ne saurait mettre en doute cette pathogénie de troubles cérébraux, caractérisés surtout par une sorte de folie ambulatoire, d'impulsions erratiques.

On sait, du reste, que les crétins goîtreux, que les idiots myxœdemateux se divisent à un point de vue un peu grossier, même d'après l'opinion des gens du pays qu'ils habitent, en :

1° Crétins dégénérés à gros cous, à cous goitreux ;

2° Crétins, toutes choses égales comme dégénérescence, à cous maigres, effilés.

Dans les régions où M. Poncet a observé ces psychoses par atrophie thyroïdienne, ces deux grandes catégories de thyroïdiens ne sont pas rares.

Voici les deux observations qu'ils nous a communiquées et dans lesquelles les troubles psychiques sont non seulement le phénomène prédominant, mais où ils existent seuls à l'exclusion de nanisme, d'accidents myxœdemateux, etc., etc.

Observation X

Psychoses par atrophie thyroïdienne. — Impulsions ambulatoires. — Agitation. — Stature plutôt élevée, 1ᵐ80.

L. F., habitant Culoz (Ain), est âgé aujourd'hui de vingt-cinq ans. On ne trouve chez lui aucun antécédent familial et pas de troubles psychiques dans sa famille qui habite le pays depuis longtemps.

Ce jeune homme s'est bien porté jusqu'à l'âge de quinze ans, où apparurent pour la première fois quelques troubles cérébraux. D'après le maître d'école de la commune, son intelligence avait été jusqu'alors au-dessus de la moyenne, et il avait appris rapidement à lire et à écrire. A quinze ans, les troubles commencent sans cause appréciable (les gens du pays prétendent cependant que son désordre mental aurait eu pour point de départ une frayeur provoquée par des gendarmes qui l'auraient arrêté et conduit en prison pour avoir maraudé des fruits dans une propriété).

Quoi qu'il en soit, c'est à partir de ce moment que le développement intellectuel de L. F. parut s'arrêter brusquement.

L'enfant était inapte à tout travail suivi. Il ne pouvait

rester en place. En même temps, il devenait taciturne, solitaire, il fuyait toute espèce de société et surtout il partait tout à coup.

Brusquement, sans raison appréciable, à toute heure du jour et de la nuit, il s'enfuyait dans la campagne. On le rencontrait alors sur les routes, à travers les champs, où il apparaissait, suivant l'expression des gens de son pays, comme un chien errant.

Il restait ainsi parfois pendant huit et quinze jours absent. Couchant un peu partout, sous les ponts, dans des meules de paille et, par les temps froids, à l'entrée et au-dessus de fours à chaux. Il apparaissait ensuite dans le village pour partir bientôt sous le coup d'une nouvelle poussée ambulatoire,

En même temps son intelligence déclinait d'une façon notable. Il prenait une allure de chemineau miséreux, il devenait la risée des gens du pays, surtout des enfants.

Dans ses expéditions à travers champs, il allait parfois à 3o et 4o kilomètres de son pays natal.

On le voyait marchant seul, marmotant des phrases plus ou moins intelligibles et, parfois paraissait n'avoir plus une conscience parfaite de ses actes. C'est ainsi qu'il lui est arrivé plusieurs fois, après s'être baigné dans le Rhône voisin, de revenir tout nu sur la route de Culoz avec ses vêtements sous le bras. Pendant ses expéditions au dehors, L. P. mangeait très mal ; il se nourrissait de fruits, de carottes, etc., d'un morceau de pain qu'on lui donnait de ci de là.

De temps à autre, le calme paraissait naître dans son esprit, et il gagnait quelques sous en s'utilisant pour des travaux passagers plus ou moins pénibles, mais étant donné sa manie de s'enfuir dans le pays, on s'attendait à ses brusques départs. Depuis deux ans ce pauvre garçon a trouvé le gîte et le couvert chez un brave facteur de la commune qui l'a recueilli, suivant son expression, comme il l'aurait fait d'une bonne bête errante et il l'utilise quand

L. P. le veut bien à des travaux plus ou moins grossiers de manœuvre.

C'est dans ce milieu que M. Poncet, qui connaissait depuis longtemps ce thyroïdien par défaut, a eu l'occasion de l'examiner le 2 décembre dernier.

C'est aujourd'hui un grand gas, à l'allure un peu efflanquée, haut sur jambes et mesurant 1 m. 80. Il ne présente aucune déformation apparente. Il est du reste fort vigoureux.

D'après son entourage, il n'a jamais été malade et cela malgré l'existence que nous lui connaisons de Juif errant à toute heure du jour, en toute saison de l'année, quelles que soient les intempéries.

Il n'offre aucun signe de myxœdème. La peau de la face a sa coloration rosée de bonne santé. On n'y voit aucun signe apparent de dégénérescence, mais l'œil est fuyant et sournois. L. F. a l'air très méfiant et, à chaque instant, on voit qu'il a envie de se soustraire à une réponse ou à un examen quelconque.

L'inspection du cou est des plus démonstratives. Ce dernier est long, surtout aplati, c'est un cou de cigogne ou mieux encore donnant l'impression d'un poisson vidé.

Le corps thyroïde ne fait pas défaut, mais à coup sûr il est très atrophié. Là où il devrait faire saillie s'observe un méplat.

D'après le récit des gens qui vivent autour de lui. L. F. n'est pas méchant, il n'a pas mauvais instinct, il ne ferait de mal, disent-ils, ni aux gens, ni aux bêtes, mais il ne faut pas s'opposer à ce qu'il veut faire, et cela surtout lorsqu'il veut partir,

Il reste le moins possible dans la maison et toutes les fois qu'il le peut il va manger dehors. Pendant la nuit il dort assez mal. Il cause et s'agite pendant son sommeil.

Remarque intéressante, c'est à l'époque où *ont débuté les troubles psychiques que la croissance s'est effectuée* et d'après les renseignements certains, plus il devenait rapidement bête, plus il grandissait.

Ce gigantisme n'est point fait pour nous étonner, on connaît, en effet, la puissance ostéogénique du corps thyroïde.

Au point de vue génital L. P... est normalement développé ; d'après ce que racontent les femmes avec lesquelles il vit, il n'aurait aucun instinct sexuel et un moyen de le mettre en route serait de faire allusion à sa génitalité. Il aurait même une sorte de pudeur exagérée et à ce point de vue comme pour le reste de son état mental, il semble s'être définitivement arrêté à l'âge de quinze ans.

Il sait, on nous dit, lire et écrire et sa mémoire est même restée remarquable pour ce qu'il a vu et appris jusqu'au voisinage de sa quinzième année. C'est ainsi qu'il a pu dire sans se tromper, à M. Poncet, les noms de toutes les capitales de l'Europe, et la plupart des batailles de l'Empire. Les faits de guerre sont particulièrement restés gravés dans sa tête et dans des monologues qu'il a volontiers dans ses pérégrinations, il parlerait surtout de généraux et de batailles.

Cette observation est un exemple d'autant plus remarquable de psychopathie d'origine thyroïdienne, qu'on ne trouve aucune hérédité, aucune infection capable d'avoir provoqué ce dérangement cérébral que la physiologie pathologique nous permet d'affirmer par le fait d'atrophie du corps thyroïde.

L'observation suivante est non moins intéressante :

Observation XI

Psychoses d'origine thyroïdienne par atrophie, avec besoin exagéré du mouvement et diminution notable des facultés intellectuelles.

A. B..., âgé de trente et un ans, exerce depuis quelques année le métier de garçon maréchal-ferrant, il habite le

même pays que le précédent et présente, à des degrés notablement moindres, le même habitus et la même psychologie que le précédent.

C'est également à l'âge de douze à quinze ans qu'il serait,
comme le disent les gens du pays, « parti pour la lune ».
A la même époque il ne pouvait plus rester en place. Il
faisait fréquemment l'école buissonnière et sous un prétexte
quelconque quittait la classe pour n'y plus rentrer.

Ce besoin de se mouvoir, de se déplacer s'accompagnait
d'un accroissement notable de la taille. Aujourd'hui A. B...
mesure 1 m. 82. Il est également efflanqué, d'apparence
robuste, et lorsque M. Poncet l'examina ces jours derniers,
il constatait une diminution très appréciable du volume
du cou et une atrophie thyroïdienne en apparence aussi
prononcée que chez le sujet précédent. Cet homme a une
santé de fer et un appétit féroce ; il n'aurait jamais été
malade et, à ses heures de calme il est assez bon ouvrier.
Il n'est pas méchant, il parle très peu et contrairement à
L. P..., il paraît avoir des impulsions sexuelles qui le font
à ce point de vue redouter dans son entourage.

Chez lui aussi, aucun signe de myxœdème et pas d'hérédité psychique.

Observation XII

Atrophie thyroïdienne. Troubles de l'intelligence.

V... Clémentine, âgée de onze ans. Vernaison (Rhône).
Salle Sainte-Anne. Service de M. le professeur Poncet.
Entrée le 8 novembre 1893, salle Saint-Anne.

Antécédents héréditaires. — Aucune tare nerveuse dans
la famille; père et mère bien portants ; rien chez les collatéraux. La mère a une autre enfant dont l'état physique et
moral sont bons. Rien à signaler dans la grossesse et l'accouchement de la mère. Pas de fausses couches. A noter

que le corps thyroïde de la mère est un peu hypertrophié.

Du *côté de l'enfant* : enfance normale jusqu'à dix-huit mois, marcha à quatorze mois et le développement de son intelligence paraissait se faire normalement ; elle prononçait quelques mots.

A partir de dix-huit mois, les parents s'aperçurent que l'intelligence de l'enfant restait stationnaire. Mise à la salle d'asile à deux ans et demi, l'enfant n'apprenait rien et paraissait ne pas comprendre, pourtant rien d'anormal ne s'était produit chez elle ; pas de convulsions, pas d'affection nerveuse, pas de traumatisme cérébral ou cranien.

Pour les années qui suivirent, c'est-à-dire de deux à sept ans, l'enfant présentait les symptômes suivants : pas de troubles psychiques à proprement parler, mais l'intelligence restait obtuse.

A deux ans, âge à partir duquel l'attention des parents fut attirée sur son état intellectuel, cette fillette savait un certain nombre de mots, qu'elle perdit progressivement dans la suite et pendant plusieurs années : de cinq à huit ans, elle désignait toute espèce d'objets, et les personnes par un mot uniqne.

Il fut impossible de lui apprendre à lire ou écrire, à manger seule, elle ne put même s'assimiler les menus travaux des jeunes filles ; la couture, le tricotage. Toutefois, elle retenait parfaitement, dit là mère, les airs de musique qu'elle entendait ; elle les répète tout en étant incapable de réciter les paroles. Elle a conservé cette mémoire auditive qui, chez elle, paraît être la faculté la plus développée. Il existe chez elle un certain degré de conscience, elle reconnaît les personnes qu'elle a vues. La région thyroïdienne présente un méplat au lieu de la saillie normale. La palpation indique une atrophie considérable.

OBSERVATION XIII

Atrophie thyroïdienne.

Ch. M..., six ans, né à Valence. Salle Saint-Philippe, service de M. le professeur Poncet.

Rien à signaler dans les antécédents de ce petit malade. Son père et sa mère sont bien portants ainsi qu'une sœur et un frère. Pas d'hérédité mentale ou nerveuse dans la famille.

Lui-même n'a jamais été malade, très bel enfant à la naissance; il redevient tel après avoir changé de nourrice à l'âge de trois ans.

Dans son enfance, aucune affection aiguë, ni méningite. ni fièvre éruptive.. Pas de convulsions.

Dès l'âge de cinq mois, l'attention des parents fut attirée par l'habitus déjà bizarre de cet enfant. Il était presque privé de sommeil : toujours agité, ou bien il restait de longs moments le regard perdu, fixé dans le vide.

De plus, il avait déjà un appétit exagéré, bien plus marqué encore par la suite. Le développement physique ultérieur se fit normalement, un peu de retard pourtant au point de vue de la marche qui ne commença qu'à l'âge de vingt, cinq mois. Du reste, l'enfant était très bien conformé, n'avait aucune espèce de malformation, tant du côté du crâne qne des membres. Depuis, cet état s'est maintenu. Mais les troubles psychiques se sont accentués de plus en plus.

Actuellement, nous trouvons un enfant semblant jouir de la meilleure santé et paraissant intelligent, l'œil vif et animé.

Mais, dès l'abord, on est frappé par l'agitation continuelle, le besoin de mouvement de cet enfant qui s'agite continuellement sans qu'on puisse fixer son attention un peu longtemps.

Ses parents nous racontent alors que tel est son état habituel : sauts, courses à travers la chambre, grimaces et souvent crises de rires ou de larmes qui n'en finissent plus. Jamais on n'a pu lui apprendre à lire. Aussi, a-t-on été forcé de le retirer de l'école, où il était le sujet de moqueries de ses camarades qui l'appelaient idiot.

Et, pourtant, l'enfant est intelligent : il comprend et rapidement tout ce qu'on lui dit : il répond, avec à-propos, à toutes les questions qu'on lui pose et témoigne à ses parents une certaine affection. Jamais de troubles nerveux.

A part cet arrêt de développement psychique, l'enfant n'a rien présenté d'anormal. Pendant plusieurs années, de deux ans à sept ans, insomnie la nuit : agitation et cauchemars.

La simple inspection du cou indique une atrophie thyroïdienne. Méplat au lieu de la saillie normale. La palpation révèle une diminution considérable de la glande.

CHAPITRE IV

PATHOGÉNIE DES PSYCHOSES

Physiologie pathologique

L'exposition de nos connaissances sur le rôle physiologique de la glande thyroïde nous entraînerait hors du cadre que nous nous sommes tracé. D'ailleurs, malgré les nombreux travaux des cliniciens et des physiologistes, nous en sommes encore réduits à des hypothèses pour ce qui concerne l'essence même des fonctions thyroïdiennes. Cependant, après l'analyse des perturbations mentales observées chez les thyroïdiens, une question se pose, à savoir : Quelles sont les rapports exacts des affections thyroïdiennes et des troubles mentaux ?

L'absence de névrose ou de prédisposition mentale antérieure dans les antécédents des thyroïdiens que nous avons observés peut déjà nous indiquer que la cause efficiente des troubles mentaux est bien la lésion thyroïdienne. La physiologie nous apprendra comment il peut y avoir une relation de cause à effet entre les troubles psychiques observés et les troubles fonctionnels de la glande.

Nos connaissances, sur ce sujet, se sont fait jour lorsque l'apparition d'une série d'accidents graves, consécutifs à des thyroïdectomies pratiquées chez l'homme, ont pu révéler la haute importance fonctionnelle du corps thyroïde. Ces complications opératoires de thyroïdectomies frappèrent l'attention des physiologistes.

La célèbre communication de J.-L. Reverdin, le 13 septembre 1882, à la Société médicale de Genève, marqua un grand évènement dans l'histoire de la physiologie thyroïdienne.

Pour la première fois, Borel (en 1882), puis Wölffler, Kocher-Sick signalent des accidents étranges parmi les complications de la thyroïdectomie, qui consistent en des troubles psychiques à formes de manie aiguë. Tantôt c'est un délire calme à prédominance lypémanique, tantôt c'est la manie de la persécution ou des grandeurs qui domine la scène ; d'autres fois, le sujet est en proie à une agitation vive avec hallucination de la vue et de l'ouïe. Ces troubles psychiques, considérés avec les autres troubles du fameux syndrome désigné par Reverdin sous le nom de myxœdème post-opératoire attirèrent l'attention sur un point spécial de la physiologie thyroïdienne. Kocher de Berne fit, en avril 1883, une longue communication qui confirmait les faits signalés par ses prédécesseurs. Il avait observé des phénomènes psychiques graves allant jusqu'à la démence chez certains de ses opérés.

Schmidt cite le cas d'un garçon de dix-sept ans opéré par Küster, qui oublia tout ce qu'il avait appris avant sa maladie ; c'est à peine s'il pouvait lire et écrire comme autrefois,

Après ces rapports de Reverdin et de Kocher, les

physiologistes étudièrent la sympathie physiologique de la glande thyroïde et du système nerveux. Ils cherchèrent alors quelle pouvait être la fonction thyroïdienne qui entraînait de si graves perturbations.

Bien avant les pages de physiologie moderne que nous possédons sur la fonction thyroïdienne, l'œuvre de *Maignien* nous donne déjà de vagues indications sur les relations physiologiques de l'encéphale et du corps thyroïde. Maignien, dans un rapport lu en 1842 à l'Académie des Sciences de Paris, conclut, après des expériences sur le chien et le chat, à une étroite parenté au point de vue physiologique entre la circulation thyroïdienne et celle de l'encéphale. Selon cet auteur, les lobes de la thyroïde distendus par l'afflux sanguin dans certaines conditions, comprimeraient les carotides et diminueraient, de ce fait, l'*apport du sang aux hémisphères cérébraux*.

L'extrême vascularisation de la glande a conduit certains auteurs à la regarder comme une sorte de réservoir, d'organe érectile pouvant amener une dépression circulatoire dans les carotides. Il en résultait pour ces auteurs que la thyroïde jouait les fonctions d'une *soupape de sûreté pour le cerveau* (Frédéricq, art. Thyroïde du *Dict. Dechambre*, t. XVII).

Tous ces travaux ne font voir qu'une action purement mécanique de la glande, alors que la pathogénie des troubles qu'on observe dans les affections thyroïdiennes ne peut être due qu'à la suppression d'une fonction et non d'un organe. Il était plus logique de rattacher les troubles psychiques et les troubles physiques à des phénomènes essentiellement nerveux, analogues à ceux que déterminent les intoxications générales à marche progressive. On a alors cherché la solution du problème dans l'abolition pure et simple d'une sécrétion indispensable à l'économie et qui serait le propre de la fonction thyroïdienne.

La théorie de Brown-Séquard sur les glandes closes, à sécrétion interne, a jeté un vif éclat sur le rôle fonctionnel du corps thyroïde.

À la société de biologie de Londres, le 26 Décembre 1885, Horsley reconnaît cette fonction glandulaire et admet son influence régulatrice sur le métabolisme des corps protéiques mucineux : « J'affirme, dit-il, qu'après l'extirpation de la thyroïde, les tissus subissent une dégénérescence mucineuse. » La thyroïde, pour Horsley, règle l'assimilation et la désassimilation en agissant d'une façon toute spéciale, sur les albumines et les substances protéiques. Reverdin écrit alors « Le corps thyroïde sécrète une substance qui détruirait et annihilerait dans l'organisme un poison dont l'action néfaste s'exercerait sur le système nerveux. »

M. Lancereaux dans un article de la *Semaine médicale*, 18 janvier 1893, après avoir rapporté l'observation d'un enfant de onze ans, intelligent, devenu inintelligent après une thyroïdectomie totale, écrit « Ce fait, qui laisse dans l'esprit une impression des plus pénibles, présente au point de vue de la fonction de la thyroïde une importance des plus grandes. Il démontre de la façon la plus nette, le rôle que joue cette glande dans la croissance en général et dans le développement du cerveau en particulier. Aussi, toutes les fois que vous

vous trouverez en présence d'un enfant dont le cerveau
sera incomplètement développé, devrez-vous songer à
la possibilité, non seulement d'une altération de cet
organe, mais encore à l'absence du corps thyroïde. »

Comme l'établit Lancereaux, il ne peut y avoir de
meilleure preuve de cette action physiologique de la
glande sur le cerveau que l'annihilation des facultés
mentales consécutive à l'extirpation de la glande.

M. Bourneville, en 1893, dans le *Progrès Médical*
du 18 mars, expose et partage les idées de Lancereaux.
Il s'exprime ainsi à propos de l'idiotie myxœdémateuse.
« Le fait qui domine la situation, c'est l'absence de la
glande thyroïde ; c'est à lui que nous rattachons
l'idiotie. D'où il résulte que la glande thyroïde exerce
une action importante sur la nutrition du cerveau,
dont les circonvolutions ont un aspect gélatiniforme
rappelant celui du cerveau des nouveau-nés. Si, dans
le myxœdème des adultes et le myxœdème opératoire, on n'observe pas des symptômes physiques et in-
tellectuels aussi accusés que ceux qu'offrent les idiots
myxœdémateux, c'est que la lésion pathologique ou
l'opération chirurgicale interviennent alors que le
corps s'est développé, que les circonvolutions céré-
brales ont atteint leur volume normal et leurs confor-
mation régulière. » D'après l'exposé qui précède, on
voit que tous les auteurs reconnaissent l'influence de
la thyroïde sur la nutrition du cerveau.

On a cherché enfin à déterminer la constitution du
principe chimique élaboré par la glande et agissant
sur le système nerveux.

En 1895, Not-Kin isole un principe albuminoïde

toxique, la thyroprotéide. D'après lui, la thyroïde agit
sur ce poison albuminoïde en l'annihilant. Ce rôle anti-
toxique est rempli par un principe actif.

On cherche à isoler ce principe. Vermehren, en 1893,
découvre la thyroïdine ; Baumann isole du suc glandulaire un produit iodé qu'il désigna d'abord sous le
nom de thyro-iodine, pour éviter la confusion avec la
thyroïdine, il le nomma *iodothyrine*.

De toutes ces considérations physiologiques, il ressort que les troubles psychiques paraissent provoqués
par une intoxication dont le point de départ se trouve
dans un trouble fonctionnel du corps thyroïde et dont
l'action se manifeste directement sur le cerveau. Mais
la lumière n'est pas faite sur le point de savoir si une
matière toxique s'accumule dans l'organisme en l'absence de la fonction thyroïdienne, ou bien si c'est la
glande elle-même qui fournit la matière indispensable
au fonctionnement régulier des centres.

A ce propos, nous devons mentionner les conclusions d'une thèse récente de Lyon, inspirée par M. le
professeur Hugounenq (thèse de Lyon, 1903). L'auteur, le Dr Monery, a classé des thyroïdes d'aliénés de l'asile de Bron (Rhône), d'après leur teneur en
iode, et a constaté qu'aux chiffres d'iode élevés corres-
pondait une forme d'alimentation caractérisée par une
hyperactivité cérébrale, délire furieux, excitation,
manie aiguë, alors qu'aux chiffres inférieurs correspond une forme d'aliénation torpide représentée par
un état mental dépressif. Les résultats de huit analyses
sont exposés par le Dr Monery, dans un tableau que
nous reproduisons ci-dessous. — Ces huit thyroïdes

d'aliénés y sont classées par teneur en iode décroissante depuis la très forte teneur de 6 mg. 16 jusqu'à la faible teneur de o mg. 11 par glande, la moyenne étant de 4 mililgrammes par glande sèche et de o mg. 16 par gramme. Ce tableau mérite d'être consigné.

Thyroïdes d'aliénés de l'asile de Bron (Rhône) classées d'après leur teneur en iode.

N°	DÉSIGNATION	AGE	DIAGNOSTIC	POIDS SEC TOTAL	TENEUR EN IODE (milligr)	
					Dans 1 gr. de glandesèche	Dans toute la glande
1	G. H..., né à La Tour-du-Pin (Isère).	33 ans.	Délire furieux. Alcoolique. Hérédité nerveuse	9,50	0,65	6,17
2	Femme.	»	Manie.	4	0,80	3,20
3	B. H..., cultivateur.	44 ans.	Dégénéré excité.	11,85	0,25	2,96
4	J. H..., jardinier.	59 ans.	Manie aiguë.	7,44	0,32	2,38
5	F. H..., charcutier.	37 ans.	Epilepsie.	4,70	0,45	2,115
6	G. H..., né à Thorrens (Hte-Savoie)	81 ans.	Délire sénile. Mélancolie.	10,50	0,08	0,84
7	X. H...	»	Paralysie générale.	4	0,14	0,56
8	B. H...	»	Imbécile. Microcéphale avec cryptorchidie. Testicules atrophiés.	5,80	0,02	0,116

Le professeur Brissaud a attribué dans la production

des troubles psychiques un rôle essentiel aux glandes parathyroïdes. Brissaud a tenté, en effet, de dégager dans la clinique des types correspondants à des lésions isolées des parathyroïdes. Ayant observé des cas frustes de myxœdème, sans torpeur de l'intelligence et de la mémoire, sans que « *la lame fût chez ces sujets assortie au fourreau* », il émit l'hypothèse que, chez ces malades, les parathyroïdes étaient restées intactes, tandis que le corps de la glande principale, comme la palpation permettait de le reconnaître, s'était atrophié.

Par ces travaux de physiologie thyroïdienne, on voit comment on a été amené à penser que l'on pouvait obvier aux conséquences d'une insuffisance fonctionnelle de la glande.

Ce point fera le sujet de notre chapitre sur le traitement où nous rappellerons les observations d'amélioration mentale post-opératoire, qui ont la valeur de véritables expériences physiologiques démontrant les relations fonctionnelles du corps thyroïde et de l'encéphale.

CHAPITRE V

DIAGNOSTIC

La valeur diagnostique des troubles psychiques est incontestable, non seulement parce qu'ils se trouvent constamment dans la symptomatologie d'nne affection très fréquente, mais encore parce qu'ils peuvent être la première manifestation d'un thyroïdisme sourd, qu'il est bon de dépister soit dans ses formes pathologiques, soit dans ses formes physiologiques.

Nous n'insisterons pas sur l'intérêt qu'il y aura, au point de vue médico-légal à connaître les formes des psychoses d'origine thyroïdienne. Il ressort, en effet, de nos développements antérieurs qu'une disthyroïdisation quelconque, si légère soit-elle, déterminant des troubles psychiques parmi lesquels prédominent l'instabilité mentale, et l'impulsivité entraînant, pour le sujet qui en est affecté, une diminution de la responsabilité légale.

Ces déprimés, ces déséquilibrés, il faut savoir les reconnaître. Le médecin doit pouvoir les délivrer des mains du magistrat.

Mais bien souvent, lorsqu'il s'agit d'une lésion thyroïdienne qui ne se présente pas sous les formes pathologiques, comme le thyroïdisme des pubères, des femmes ayant des troubles de la menstruation, il peut être difficile de dépister l'origine thyroïdienne de certains troubles. Il sera donc alors essentiel de connaître les caractères propres du psychisme du thyroïdien, et cette connaissance pourra nous amener, en retour, à soupçonner la lésion thyroïdienne qui, à ses débuts, peut ne s'annoncer que par de simples perturbations mentales.

Mais il semble que vouloir donner les caractères des troubles psychiques chez les thyroïdiens, c'est déjà affirmer qu'il y a une psycho-pathologie spéciale du thyroïdien.

Essayer d'établir des règles, dans le diagnostic différentiel des psychoses du goitre et des psychoses ayant une existence indépendante, serait oublier que chacun réagit à sa manière, suivant ses états antérieurs, suivant son caractère, suivant sa personnalité.

Nous ne pouvons ici, pas plus qu'ailleurs, faire œuvre d'abstraction dépourvue d'application pratique.

La psycho-pathologie du thyroïdien, comme dans toute autre maladie, comprend l'ensemble des réactions psychiques provoquées chez un malade. A ce point de vue spécial, comme dans toute la pathologie, il n'y a pas un thyroïdien, mais des thyroïdiens. Et c'est précisément à cause de cette extrême variabilité des réactions psychiques et de leur apparition dans toute maladie (nous savons, en effet, qu'il existe des psychoses dans les infections, dans les cardiopathies, dans la tuberculose surtout) qu'on néglige, dans les observations cliniques, les troubles psychiques des thyroïdiens. On les laisse dans l'ombre, parce qu'on n'y voit, comme dans toute psychologie, qu'une littérature abstraite, sans utilité au point de vue clinique,

sans aucune indication au point de vue d'un traitement
à instituer.

Nous verrons par la suite que c'est là une erreur, et
que l'étude des psychoses présente une utilité considérable au point de vue du traitement.

Nous n'avons donc pas la prétention d'aboutir à une
généralisation qui aura la valeur d'un schéma.

Cependant, dans le chaos de ces troubles psychiques, dans les défaillances des facultés intellectuelles,
où nous trouvons tour à tour excitation, instabilité,
impulsivité, besoin d'expansion, ou, au contraire, mélancolie, apathie, dépression, il faut noter ce fait que
ce que nous retrouvons le plus souvent, presque toujours, c'est la dépression intellectuelle, avec la perte de
la mémoire. L'*asthénie* intellectuelle est le trouble prédominant, même lorsqu'elle coïncide avec une certaine activité mentale délirante. Nous y retrouvons
une dépression analogue à cette dépression spéciale
que le professeur Charcot a tirée des brumes de l'ancien
nervosisme et qui a été cataloguée sous le nom de neurasthénie.

Outre ce caractère essentiel d'instabilité mentale et
d'asthénie intellectuelle qui fait passer le thyroïdien
d'un extrême à l'autre, qui le font psychiquement réagir à des impressions légères, qui font de lui un être
volontiers contradictoire et paradoxal, il est d'autres
caractères aussi importants qui nous permettront d'établir un diagnostic différentiel des psychoses d'origine
thyroïdienne et des psychoses ayant une existence indépendante.

Lorsque nous trouvons une psychose à marche *régu-*

lière, *méthodique*, on peut lui dénier *a priori* son origine thyroïdienne. Elle correspond à des antécédents névropathiques et psychopathiques, même lorsqu'on la rencontre chez un thyroïdien avéré.

Dans les psychoses indépendantes des troubles de la fonction thyroïdienne, nous trouvons une évolution successive en période d'incubation, période de persécution, période ambitieuse, etc., etc. Nous trouvons alors des psychoses systématiques progressives à physionomie personnelle, et facilement séparables de l'affection thyroïdienne qui n'est pas responsable.

Chez les thyroïdiens qui présentent cette systématisation de leurs psychoses, on trouve un passé pathologique mental ou nerveux, on trouve la névrose ou la dégénérescence.

L'absence de névroses antérieures et des stigmates de dégénérescence sera donc encore la signature de la psychose thyroïdienne. Si la névrose ou la prédisposition mentale existe chez le thyroïdien, l'affection thyroïdienne sera pour lui un prétexte pour délirer. De même que les apparitions des règles, la grossesse, l'accouchement, un choc moral, l'infection sous toutes ses formes, peuvent, chez ces sujets prédisposés, servir d'agents provocateurs du délire.

Chez la femme, nous trouverons les psychoses rattachables à la lésion thyroïdienne exagérées par la menstruation et ses troubles, et cette exacerbation s'explique par la sympathie génito-thyroïdienne.

Comme le dit Meckel, « la glande thyroïdienne n'est que la répétition de la matrice au cou ». La vie génitale de la femme n'est, en effet, qu'une série de congestions. Dès qu'elle se manifeste, nous observons des congestions dans tous les organes et, par conséquent, dans la thyroïde qui est une glande très vasculaire.

En résumé, d'une part l'absence de systématisation, d'antécédents névropathiques et psychopathiques chez un thyroïdien ; d'autre part, la prédominance de la dépression mentale de la variabilité d'humeur, de l'instabilité dans les troubles psychiques, permettront de faire le diagnostic de psychose d'origine thyroïdienne.

En retour, si la lésion thyroïdienne est latente, le diagnostic de cette psychose, associé aux antécédents familiaux du goitre, mettra sur la voie du diagnostic de l'affection thyroïdienne elle-même.

CHAPITRE VI

PRONOSTIC

Le pronostic des psychoses dépend de la gravité de
la lésion thyroïdienne et des antécédents névropathiques et psychopathiques du malade. Les perturbations
mentales dont l'affection thyroïdienne n'a été qu'une
cause occasionnelle doivent être envisagées, au point de
vue de leur pronostic propre, comme on le fait pour
ces mêmes affections dans leur cours habituel. Dans ces
cas la lésion thyroïdienme, comme nous l'avons dit,
n'est qu'un réactif de perturbations mentales latentes :
elle devient l'étincelle qui fait exploser une maladie
mentale qui cherchait la première occasion de se
révéler. Voilà pourquoi il faut avoir soin de bien dis-
tinguer quelle est la forme clinique des psychoses
chaque fois qu'un cas de folie éclate après l'apparition
des symptômes de thyroïdisme, ou des signes physiques d'une hypertrophie thyroïdienne, d'une atrophie
thyroïdienne, ou bien encore pendant les processus
congestifs de la glande dans la vie génitale de la
femme. Un diagnostic bien établi est ici, comme toujours, la condition indispensable d'un pronostic
exact et d'une intervention efficace. Car, si on considère l'intervention au point de vue de son action

sur l'état mental du thyroïdien, faut-il encore savoir ce qui revient à la thyroïde et ce qui revient à une tare irrémédiable.

Au point de vue du pronostic, ajoutons encore que la psychose chez un thyroïdien taré et prédisposé qui, outre son goitre a une dégénérescence ou une névrose, avertit par son évolution qu'une aliénation mentale définitive est prête à éclore et montre alors l'opportunité d'une intervention.

CHAPITRE VII

TRAITEMENT

Dans une de ses leçons cliniques du semestre d'hiver
1904, M. le professeur Poncet nous montrant, à propos
de la thyroïdienne de l'observation n° 1, les relations
de cause à effet entre la lésion thyroïdienne et les
troubles mentaux, a insisté sur ce point que, dans la
chirurgie de la thyroïde, il y a des indications d'ordre
nerveux et psychique, qui peuvent déterminer le chirurgien à intervenir. Les psychoses peuvent avoir
autant de valeur aux yeux du chirurgien que les troubles fonctionnels graves pour juger de l'opportunité de
l'intervention.

L'importance accordée aux troubles psychiques,
comme indication opératoire, n'est pas spéciale à la
chirurgie de la thyroïde. M. Vincent, dans une publi-
cation récente, montre l'importance qu'on peut accor-
der aux troubles psychiques dans la chirurgie de
l'utérus. Il signale à ce propos les heureux effets
d'une intervention chirurgicale sur l'état mental d'une
femme présentant un gros fibrome. Ce dernier
était la véritable cause des troubles psychiques, car ce
n'était pas une héréditaire, ni une névrosée. La malade
opérée avait été traitée pendant huit ans comme une

neurasthénique, soumise au système barbare de la
séquestration qui a eu pour effet de la surexciter au pa-
roxysme. La pauvre créature était tourmentée de scru-
pules ayant pour motif des sensations érotiques aux-
quelles elle ne comprenait rien. L'opération eut pour
effet de rétablir l'ordre dans ce pauvre cerveau détraqué.

Il semble que pareille parenthèse est inutile dans un
tel sujet et, cependant, le fait que nous signale M. Vincent dans une autre branche de la chirurgie vient
confirmer le principe que M. Poncet a dégagé de sa
longue expérience dans la chirurgie du goitre.

Y a-t-il un traitement des accidents psychiques ?
S'ils rentrent dans la catégorie des vésanies banales,
telles qu'on les observe chez les héréditaires et les dégénérés, vésanies dont l'intoxication d'origine thyroïdienne ou, pour ne rien affirmer, l'insuffisance fonctionnelle thyroïdienne, n'a été qu'un réactif, un
révélateur, nous n'avons aucun pouvoir contre eux.
Si nous avons affaire, au contraire, à des psychoses
d'origine vraiment thyroïdienne, le traitement sera
possible, et ce traitement sera essentiellement causal.

Nous ne pouvons pas cependant, à propos du traitement, exposer avec détail tous les essais thérapeutiques,
ce serait nous écarter des limites de notre sujet. Nous
ne parlerons d'ailleurs pas, à dessein, du traitement
médical. Nous savons qu'il est long et incertain et
expose souvent à de regrettables méprises. Il est d'ailleurs compromis, dans ses principes, par les nombreuses
imprécisions de l'opothérapie thyroïdienne. D'après
les considérations physiologiques que nous avons ex-
posées dans un précédent chapitre, ne faudrait-il pas,

pour aboutir à des résultats par un traitement médical, donner simultanément toxine et antitoxine, ce qui serait peu rationnel.

Nous devons donc prendre position, comme l'a établi M. Poncet, sur un terrain exclusivement chirurgical.

Nous ne parlerons donc pas du traitement par l'absorption de glandes fraîches, suivant les procédés d'Howitz et de P. Marie, ou par l'absorption du principe actif comme l'iodothyrine de Baumann, ou encore par la transplantation de greffes sous-cutanées ou intra-péritonéales selon la méthode de Schiff.

Le traitement chirurgical comprendra plusieurs interventions sanglantes sur le corps thyroïde, qui doivent avoir toutes pour but d'enlever, en partie ou en totalité, les tissus malades. La perturbation fonctionnelle, qui est la conséquence de cette intervention, ramène l'équilibre physiologique dans la glande altérée.

Les procédés opératoires seront aussi variables que les cas qui se présenteront. Ils différeront suivant la nature du goitre et suivant sa variété.

Le chirurgien pourra avoir recours, comme dans les cas ordinaires, à la thyroïdectomie, à la strumecto-mie, etc. Au début des troubles psychiques, ayant leur point de départ dans une insuffisance sécrétoire de la glande, dans une hypothyroïdisation, le chirurgien pourra recourir à une opération absolument innocente, préconisée par M. le professeur Poncet qui lui a donné le nom de *thyroïdo-éréthisme*. Cette opération sera indiquée soit dans le cas d'insuffisance fontionnelle de la glande thyroïde, soit encore dans des altérations pathologiques de cet organe, goitre précédant le crétinisme. Evidemment, pour le choix du procédé, il faudra tenir compte de certaines conditions locales qui peuvent faire donner la préférence à telle manœuvre plutôt qu'à telle autre.

Il serait intéressant d'étudier le mode d'action de l'opération. Mais ici encore, en raison du flou des données physiologiques, nous ne pouvons rien affirmer. Est-ce une action mécanique ? La thyroïde débarrassée d'une sorte de corps étranger irritant pour les tissus circonvoisins, retrouve-t-elle sa fonction normale faussée par une sécrétion pathologique des tissus enlevés ? S'agit-il d'une auto-intoxication due aux altérations cellulaires de tissus anciennement enflammés ? Nous ne pouvons poser ici aucune conclusion précise, pas plus que dans notre chapitre de physiologie thyroïdienne. Toujours est-il que l'acte chirurgical peut produire une amélioration mentale, et nos observations en donnent de curieux exemples. Ravé et Austien en citent de très nombreuses dans leurs thèses.

M. Latarjet, interne des hôpitaux, aide d'anatomie à la Faculté de Lyon, dans une communication faite au Congrès de l'Association française pour l'avancement des sciences (Grenoble, 5 août 1904), s'exprime ainsi sur le procédé opératoire : « L'opération ne consiste pas uniquement dans l'extirpation des tissus malades, mais elle comporte un large drainage des lésions découvertes, drainage non seulement dans les premières heures qui suivent l'opération, alors que l'écoulement est au maximum, drainage prolongé pendant les jours qui suivent, mais encore jusqu'à la complète cicatrisation.

« Aussi M. le professeur Poncet, recommande-t-il en pareil cas de laisser, la décharge thyroïdienne qu'il considère comme indispensable se produire tout à son aise et, pour ce faire, il supprime toute *suture* ; et en dehors de gros drains qui peuvent, dans des arrière-coins, assurer le libre écoulement des liquides, il procède à un drainage par aspiration capillaire de toutes les surfaces cruentées avec de la gaze légèrement iodoformée ou stérilisée.

« Pour qui a vu, dans les quarante-huit heures qui occompagnent l'opération, toutes les pièces de pansement malgré leur épaisseur souillées par les liquides séreux d'origine thyroïdienne, alors qu'il s'est fait, qu'on nous passe cette expression, une véritable débâcle de la glande, et pour qui a assisté, à la corrélation directe entre les écoulements et la disparition des troubles psychiques et autres, il ne saurait y avoir de doute sur l'efficacité des moyens chirurgicaux que nous proposons. »

Le chirurgien pourra exciter la vitalité de la glande atrophiée par une irritation immédiate : action de l'air, pansement, introduction dans la substance thyroïdienne de petites tiges aseptiques d'ivoire.

Il pourra, au contraire, diminuer la vitalité du tissu glandulaire, dans le cas d'hyperthyroïdisation en isolant la glande, du système lymphatique. On supprime ainsi à une glande dont l'excès de vitalité est un danger pour l'organisme, de nombreux débouchés de ses sécrétions. Le maximum d'effet sera atteint en luxant la glande au dehors ; le tissu glandulaire décharge ainsi sans dangers les produits thyroïdiens, dont la pénétration brusque dans le sang provoque, d'après l'Ecole lyonnaise, tous les accidents observés après les opérations thyroïdiennes.

De nombreuses observations mentionnées dans la thèse de Ravé nous prouvent, que dans le cas de crétinisme, l'opération amène une prompte amélioration, et que, partant, le crétinisme est d'un pronostic meilleur que l'idiotie vraie, avec lésions profondes de la substance corticale.

Mais dans le sujet qui nous occupe, il est aisé de comprendre, que les affections thyroïdiennes dont nous donnons les observations, n'étant pas accompagnées d'un état crétineux, et de troubles avancés, mais de troubles ayant leur origine dans une pertubation fonctionnelle de la glande, dans le thyroïdisme sous toutes ses formes, toutes ces opérations modifiant l'activité sécrétoire de la glande, doivent produire une amélioration plus évidente et plus rapide. Sans doute, comme le dit le physiologiste Henry de Varigny, *le bistouri ne fera pas d'un crétin un électeur intelligent*, mais il empêchera peut-être certains thyroïdiens d'être considérés comme fous et enfermés dans des asiles, et chez certains dégénérés il préviendra la folie dont l'affection thyroïdienne peut devenir la cause occasionnelle.

Les considérations précédentes ne nous autorisentelles pas à croire qu'il y a dans les asiles des fous qui ne sont que des malades et qui auraient pu relever de la chirurgie plutôt que de la médecine mentale, si on avait pu dépister et traiter à temps le thyroïdisme, qui est souvent le réactif sensible et le révélateur des psychopothies latentes.

CONCLUSIONS

I. La fonction thyroïdienne et les facultés intellectuelles sont unies par une sympathie physiologique. Toute pertubation de cette fonction amène des troubles psychiques.

II. Lorsque la glande thyroïde est frappée dans la première enfance par un processus stérilisateur « qu'il s'agisse d'une hypertrophie diffuse de l'organe (*goitre*) ou d'un processus atrophique (*sclérose thyroïdienne*) la déchéance mentale marche de pair avec les lésions thyroïdiennes.

III. Ces modifications psychiques dont nous rapportons treize observations (huit chez des goitreux, cinq chez des thyroïdiens atrophiques), sont susceptibles de revêtir toutes les formes ; elles débutent par des altérations du caractère pour aboutir à de vraies psychoses parmi lesquelles nous trouvons différents types, type lypémaniaque, érotique, etc., etc. Les troubles prédominants sont l'asthénie intellectuelle, l'instabilité mentale, et l'impulsivité.

IV. Les psychoses d'origine thyroïdienne doivent être cliniquement séparées des troubles mentaux des dégénérés par leur polymorphisme, leur variabilité excessive, et leur absence de systématisation.

V. La physiologie pathologique de ces troubles n'est pas connue d'une façon précise. Mais avec les données physiologiques actuelles ont peut affirmer qu'ils ne sont pas dus à une action simplement réflexe, comme par exemple certaines psychoses d'origine utérine. On ne peut savoir :

a) S'il s'agit d'une intoxication dont le point de départ se trouve dans un trouble de fontionnement et dont l'action se manifeste *directement* sur les centres corticaux ;

b) Ou si la glande thyroïde fournit elle-même une matière indispensable au fonctionnement régulier des centres.

La fonction iodée de la glande semble jouer un rôle, car on constate dans les analyses des thyroïdes d'aliénés, une teneur en iode élevée dans les formes d'excitation (délire furieux), faible dans les formes dépressives (imbécillité).

VI. Le pronostic des psychoses est lié à la gravité, et à l'ancienneté de la lésion thyroïdienne.

VII. Il y un traitement de ces psychoses et ce traitement est exclusivement chirurgical. Il consiste à exciter la vitalité du tissu thyroïdien dans le cas d'*hypothyroï-*

disation et de diminuer au contraire les fonctions sécrétoires de la glande dans le cas d'*hyperthyroïdisation*. Ce traitement amène, sinon une disparition absolue des psychoses, tout au moins une amélioration mentale constante et très appréciable.

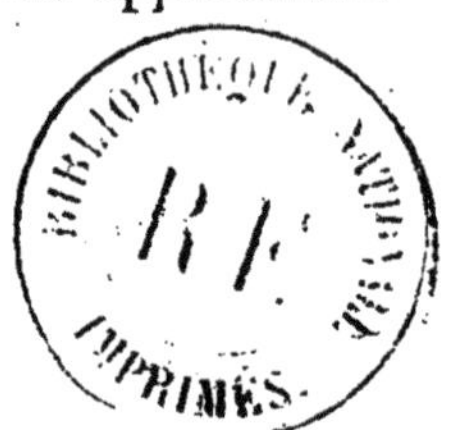

INDEX BIBLIOGRAPHIQUE

Austin, Troubles psychiques d'origine thyroïdienne et leur traitement chirurgical (th. Lyon, 1896).

Ball, Leçons sur les maladies mentales.

Baumann, Semaine médicale, 1896. Thyro-iodine.

Bérard, Chirurgie du goitre (th. de Lyon, 1896-1897).

Brissaud, Leçons sur les maladies nerveuses, 1895.

— Congrès de Bordeaux, 1896.

Bruce Macphail, Semaine médicale, 1892 (Médication thyroïdienne chez les aliénés).

Clouston, Journal of mental science, 1894 (Troubles mentaux dans le myxœdème).

Delaunay, Rôle fonctionnel de la glande thyroïde (th. Paris, 1897).

Fischer, Rapport entre la glande thyroïde et l'appareil génital de la femme (Presse médicale, 1895).

Joffray, Gazette des hôpitaux, 1891 (Progrès médical, 1893).

Journal « Le Temps » article Henry de Varigny, n° 20, octobre 1904.

Latarjet, Lyon médical 18 septembre 1904. Communication faite au Congrès de l'Association française pour l'avancement des sciences. Grenoble, 5 août 1904.

Moussu, Recherches sur les fonctions thyroïdiennes et parathyroïdiennes.

Martin, Troubles psychiques dans la maladie de Basedow (th. de Paris, 1890).

Miculizb, Congrès de Berlin, 17 avril 1895. Diagnostic de la
maladie de Basedow par troubles psycho-neuropathi-
ques et guérison de ceux-ci par le traitement chirurgical.

Monery, Recherches nouvelles sur la fonction iodée de la glande
thyroïde (th. Lyon, 1903).

Morat et Doyon, Traité de physiologie, t. I (Fonctions élémen-
taires).

Poncet, Lyon médical depuis 1887 (Communication à l'Académie de médecine, juin 1894).

Ravé, Thyro-eréthisme (th. Lyon, 1894).

Régis, Manuel pratique de médecine mentale.

Taillefer, Goitre génital chez la femme (th. Toulouse, 1894).

1 yon. — Imp. A. Rey, 4. rue Gentil. — 37821

www.ingramcontent.com/pod-product-compliance
Ingram Content Group UK Ltd.
Pitfield, Milton Keynes, MK11 3LW, UK
UKHW022301120726
13694UKWH00003B/1169